Franz Wagenleitner
Wie geht's?

Mein Buch „Wie geht's?" behandelt die fünf Jahreszeiten im Leben: Frühling, Sommer, Spätsommer = Erntezeit, Herbst und Winter.

In meiner 20-jährigen Praxis als Qigonglehrer habe ich viele Wunder miterleben dürfen. Es geht um die Aufrechterhaltung unserer Grundenergie. Du findest zahlreiche Übungen, die unsere Selbstheilungskräfte im Inneren aktivieren und uns dadurch ein lebendiges, erfrischendes von Freude erfülltes Leben erlauben.

Mit Gschicht'ln von Menschen, die mein Herz berührten ...

Die Originalausgabe ist 2013 unter dem Titel „**Wie geht's?**“
herausgegeben von Franz Wagenleitner im Eigenverlag erschienen.
1. Auflage
2. Auflage
3. Auflage
4. Auflage

Zur Beachtung

Dieses Buch ersetzt keine ärztliche Diagnose und keine Therapie. Es gibt den Lesern Mittel an die Hand, die eigenen Kräfte und die Gesundheit zu pflegen, um körperliches und seelisches Ungleichgewicht zu harmonisieren und ihnen vorzubeugen. Der Autor kann für eventuelle Nachteile oder Schäden, die aus den im Buch gemachten praktischen Hinweisen resultieren, keine Haftung übernehmen. Dafür tragen alleine Sie die Verantwortung.

Redaktion: Andrea Fritz-Pinggera, Gudrun Sandner
Coverfoto vorne: Marcel M. Mayer
Coverfoto hinten: Hannelore Leeb
Covergestaltung: Andrea Petermann und Nicole Walter, www.teamwork-werbung.at
Satz & Gestaltung: Andrea Petermann und Nicole Walter, www.teamwork-werbung.at

Druck und Bindung: Athesia Tyrolia Druck GmbH | A-6020 Innsbruck

ISBN 978-3-200-03005-3

Franz Wagenleitner
Wie geht's?

Wunder stehen nicht im Gegensatz zur Natur,
sondern nur im Gegensatz zu dem,
was wir über die Natur wissen.
St. Augustin, Apostel von England &
erster Erzbischof von Canterbury

Zähle die Geschenke

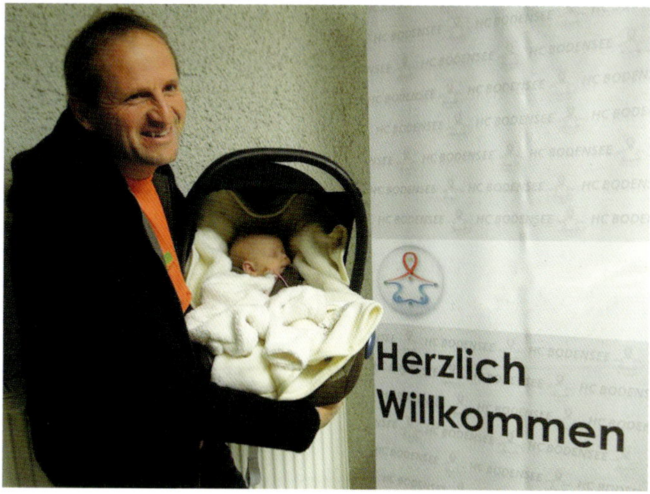

Inhalt

Einleitende Vorwörter
Marion Warasch **8**
Beate Espinoza-Mayer **10**
Angela Schretter **11**
Andrea Fritz-Pinggera **12**
Gudrun Sandner **13**
Andrea Petermann **14**
Günther Weidlinger **15**
Dr. Thomas Summer **16**
Jakob Mayer **17**
Markus Mager **18**
Prim. Dr. Harald Pesl **19**
Richard Dieß **20**
Harald Janisch **22**
Ferdinand Hirscher **23**

Mich juckt es! **24**
Die 5 Jahreszeiten im Leben **31**
„Wie geht's?" **33**
Liebe Grüße an die Füße **38**
Meine lieben Knie, ich lächle euch zu **44**
Aus Teilen ein Ganzes machen **47**
Setz dich zu mir **67**
Glücksbewegungen – „Stehen wie ein Baum" **68**
Der kosmische Stecker **70**
Der Hochzeitsgast im Bregenzerwald **73**
Das Kreuzbein **74**
Unsere Antennen **76**
Die Speisekammer in unserem Körper **78**
Nierenstärkendes Gehen **82**
Qigong führt zu mehr Lebensqualität **90**
Das Lebenselixier **95**

Dankesbriefe an Franz Wagenleitner **96**
Lass die Sonne in dein Herz **100**
Die Liebesübung der Lunge **115**
Die Blume des Lebens **122**
Berühre deine Wut **130**
HC Bodensee, unser Herzerl-Club ... **132**
888 ... auf dich kommt es an ... **133**
Das Forever Power- und das „Wie geht's?"-Team **141**
„Da junge Hupfa" **144**
Schlaftricks **145**
Die Ausrede mit der Uhr **155**
Liebe auf den ersten Blick **159**
Verbreite Liebe **161**
Die Trauer und der Tod **162**
Meine große Schwester und mein kleiner Bruder **163**
Mit „Fingerspitzengefühl" **165**
Finger-Atmen **166**
Den Regenbogen berühren **168**
„Da sein" **170**
Atme dich frei **171**
Zünde deine Kerze an **172**
Zehen und Finger flirten miteinander **173**
Du isst gern Süßes? **174**
Unser Energie-Laser **175**
Mach es einfach **176**
Das Sonnen-Mudra **177**
Der „Hasengruß" **178**
Die Wahrheit erkennen **179**
Meine Lebensfreude aktivieren **180**
Lass es einfach los **181**
Schön, dass es dich gibt **182**
Meine lieben Ohren, ich lächle euch zu **183**
Literaturhinweise **184**
Danksagung **186**
Bildnachweis **191**
Sag es weiter **192**

Vorwort

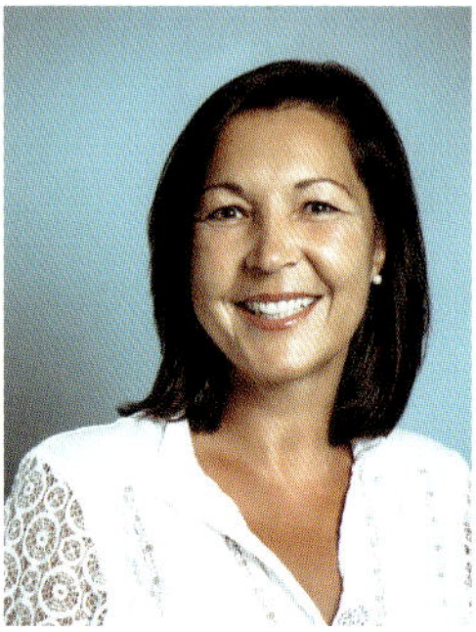

Wenn du außergewöhnliche Dinge tust, erhältst du außergewöhnliche Resultate!

Diese Lebensweisheit schien sich für mich am 21. Juni 2003 zu bewahrheiten. Ich befand mich auf einem Seminar in Frankfurt. Auf dem Programm stand ein Feuerlauf. Es ist eine intensive mentale und physische Erfahrung über glühende Kohlen zu laufen und dabei lernte ich Franz kennen. Die Begegnung mit Franz gab meinem Leben eine ganz neue Wende, bedeutete Veränderung, Neuorientierung und vor allem Liebe. Aber auch das Leben bedeutet des Öfteren mit mentaler und emotionaler Kraft durchs Feuer zu geh'n. So kamen mit der Liebe auch neue Herausforderungen, die von uns Entscheidungen abverlangten. Franz wohnte in Oberösterreich und ich in Vorarlberg. Beide waren wir verwurzelt und doch beseelt von der Sehnsucht, ein gemeinsames Nest zu finden. Es begann ein Tauziehen, ein Abwägen und Überdenken. In dieser Phase trug es sich zu, dass ich, während ich auf einem Parkplatz auf meine Freundin wartete und mit Franz am Telefon über unsere gemeinsame Zukunft diskutierte, auf ein riesiges Transparent blickte. In großen Lettern stand da geschrieben:

FRANZ WEST

Ich lachte und wusste, dass dies die richtige Antwort auf unsere Frage war. Mit der inneren Gewissheit, dass das die richtige Entscheidung war, sagte ich: „Franz, du kommst nach Vorarlberg!“ Franz kam mit einem Herzen voller Liebe, ohne Job, vielen ungebügelten Hemden, einem Rucksack voll mit finanziellen Verpflichtungen, mit hunderten Lebenshilfebüchern und einem hellblauen, geleasten Jaguar im Ländle an. Wir sagten uns: Egal, wie die Umstände sind. Wir können mit unserer

Gedankenkraft, unserer positiven Einstellung, ein geistiges Seil auswerfen und Gelegenheiten, Kräfte, Mittel und Helfer heranziehen, wie der Muskel des Armes ein Ruderboot mit dem Tau ans Land zu ziehen vermag. Und so kam es, dass Franz eine erfüllende Arbeit fand, die er tagtäglich mit Dankbarkeit und auf seinem geliebten Fahrrad ausübt, seine Hemden nun gebügelt im Schrank hängen, seine finanziellen Ausstände beglichen, die Lebenshilfebücher verschenkt und der geleaste Jaguar verkauft worden sind.

All diese Fülle, die Franz umgibt, hat er mit Leidenschaft und Liebe zu Papier gebracht und nun in Form seines Buches manifestiert.
In Frankfurt liefen wir beide über glühende Kohlen. Das Entscheidende ist aber, dass das Feuer der Liebe und der Begeisterung im Herzen brennt. Dies ist bei Franz sichtbar und spürbar.

Wer zu Denken versteht, besitzt den Schlüssel zu großen Taten, zu unverträumten Möglichkeiten, zu einem berauschend schönen, sinnerfüllten und glücklichen Leben...

Marion Warasch

Vorwort

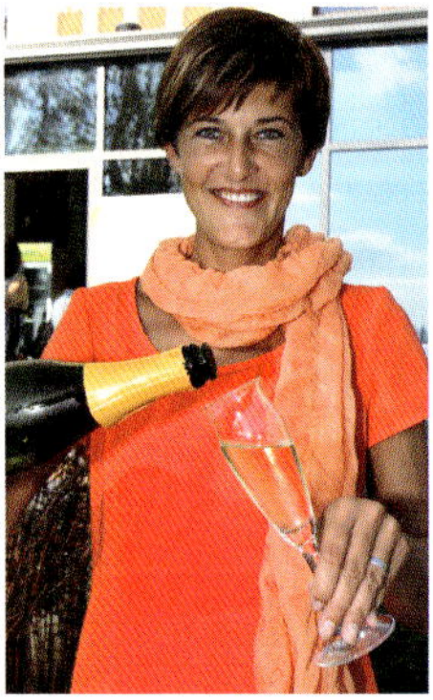

Lieber Franz, ich erinnere mich noch sehr gut an den Tag, an dem wir uns kennengelernt haben. Es war ein regnerischer Tag im Spätsommer und beinahe hätte ich dich im Regen stehen lassen. Um deine Worte aufzugreifen: „Spätsommer bedeutet Erntezeit". Meine Erntezeit hätte ich wohl nie in diesem Ausmaß erfahren, hätte ich dich nicht doch noch in mein Geschäftslokal gebeten.

In diesen nun schon über fünf Jahren, in denen eine wundervolle (im wahrsten Sinne des Wortes – „Wunder & voll") Freundschaft zwischen uns entstanden ist, hast du mich sehr vieles gelehrt, mich gestützt und immer an mich geglaubt. Dafür möchte ich dir danken. Ich glaube, es wäre nicht richtig zu sagen, ich hätte nicht vorher schon ein gutes Leben geführt, doch es ist kein Vergleich zu meinem heutigen Leben. Mit deiner Unterstützung habe ich gelernt, aus dem herbstlichen Nebel zu erwachen. Die Dinge klar zu sehen, zu spüren und an mich selbst zu glauben. Du hast mich gelehrt, dass, wenn man sich eine bessere Geschichte erzählt bzw. sich die Geschichte erzählt, die man auch erleben und leben möchte, diese irgendwann auch Realität wird. Du hast mir immer wieder eingebläut, dass es ohne Selbstliebe nicht geht. Sich selbst zu lieben und zu schätzen, sich selbst zuzulächeln, sich selbst auch einmal zu verzeihen. Ich bin somit irgendwann aus dem kalten Winter herausgetreten und die ersten warmen Frühlingsstrahlen sind über mich hereingekommen. Ich bin sozusagen erwacht, indem ich gelernt habe, für viele Kleinigkeiten dankbar zu sein. Aus diesem Dankbarkeitsgefühl heraus, welches ich nun täglich verspüre, wurden aus ein paar Frühlingsstrahlen sonnige Plätze und daraus entwickelte sich ein herrlicher Sommer. Selbstverständlich gibt es auch immer wieder trübe Tage, aber dank deiner Freundschaft und Unterstützung habe ich gelernt, mich relativ rasch wieder in eine gute Stimmung zu versetzen, unabhängig von meinem Umfeld und äußeren Einflüssen. Kurzum: ich darf seit geraumer Zeit die Früchte ernten, die ich mir täglich immer wieder aufs Neue erarbeite. Daher möchte ich dir nun auf deine Frage antworten: „Wie geht's?" – „Göttlich!"

Beate Espinoza-Mayer

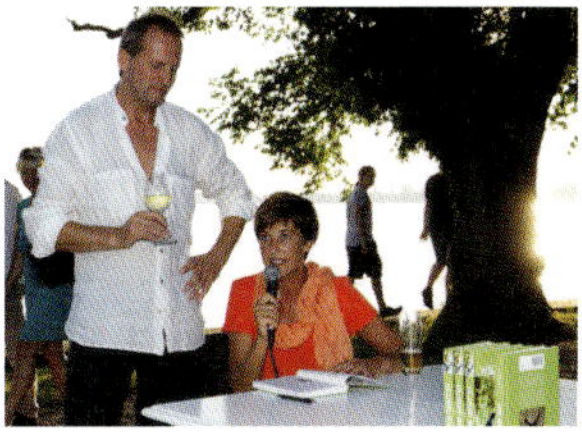

Vorwort

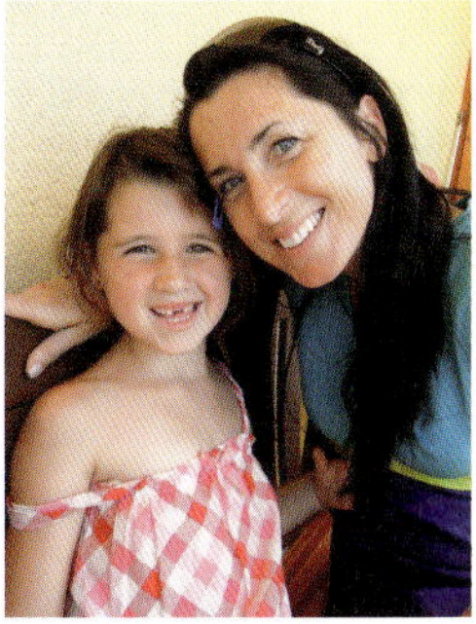

Mein lieber Franz, bei unserer ersten Begegnung fühlte ich mich leer und ausgebrannt. Gern hätte ich die Tür zugemacht und wäre in meiner Opferrolle geblieben. Aber irgendwas hinderte mich daran – es war deine unglaublich positive, mitreißende Ausstrahlung. Dein erster Satz ließ mich aufhorchen: „Pass auf deine Seele auf!!!"

Du hast mir über meine Augen direkt in meine Seele geschaut und ich konnte gar nicht anders, als es mit großem Interesse zulassen. Mit unseren Gesprächen über das Leben hast du mir gezeigt, dass nur ich für mein Glück verantwortlich bin. Du hast mich gelehrt, mich zu lieben, und diese Liebe strahlt so hell und wunderbar, dass jeder sie bemerkt. Jetzt erzähl ich mir nur noch gute Geschichten!

Schön, dass es dich gibt.

Angela Schretter

Vorwort

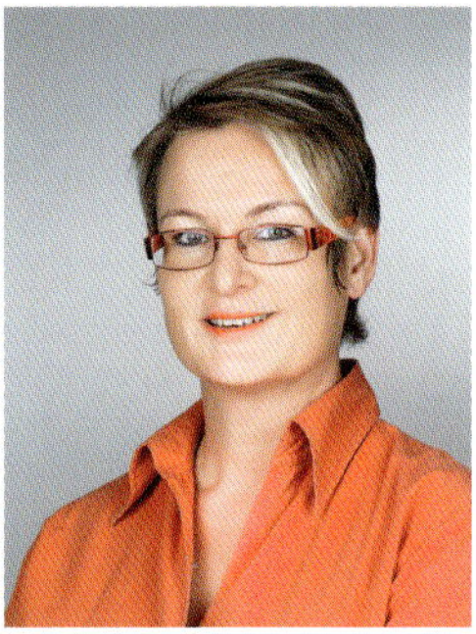

Franz Wagenleitner wohnt zwar in derselben Gemeinde wie ich – dennoch durfte ich erst via Facebook auf ihn aufmerksam werden. Selten habe ich einen so umwerfend positiven und offenherzigen Menschen kennengelernt. Das Gefühl, ihn schon seit vielen Jahren zu kennen und mit ihm gut befreundet zu sein, stellte sich bereits nach einer Minute persönlichen Kontaktes ein. Sein unverbrüchliches Gottvertrauen hat mir allerdings in Hinsicht auf sein Buch jene Kopfschmerzen bereitet, die er normalerweise von den Menschen nimmt.

Es war schließlich gar nicht notwendig, seine Ausführungen umzuschreiben oder zu verbessern – Franz ist ein Naturtalent und weiß, was er will. Ich danke ihm für die Erkenntnis, wieder „Achkind" zu spielen und sich Gesundheit über das Barfußlaufen zu holen. Das Innehalten und Leben ohne Uhr mag noch zu üben sein, doch die Saat dazu ist gut gelegt. Lieber Franz, geh deinen Weg – nierenstärkend, barfuß, der Sonne entgegen – und nimm viele von uns, die all das bereits verlernt haben, dabei mit!

Andrea Fritz-Pinggera
Wortwerkerin, Hard

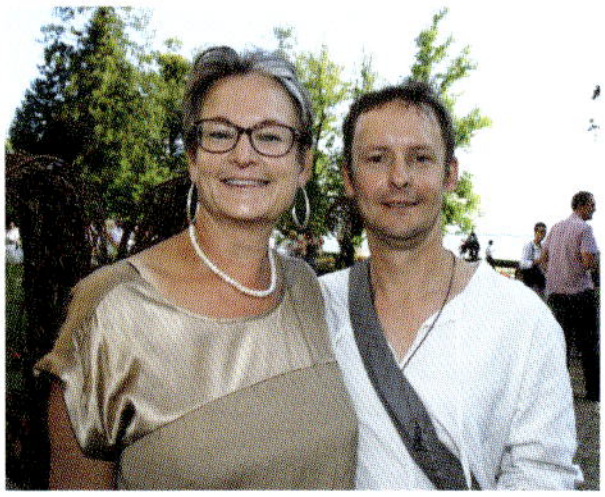

Vorwort

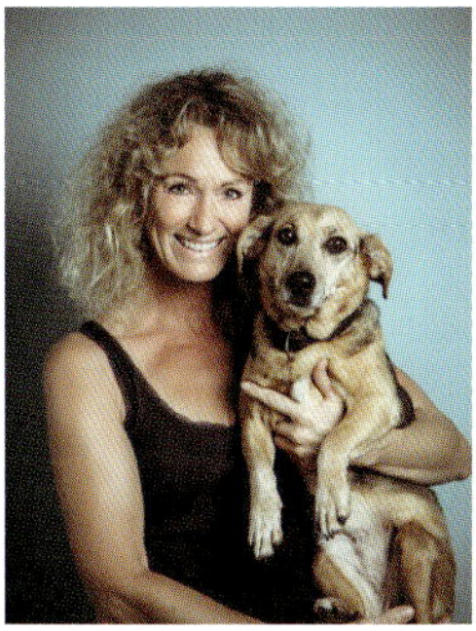

Ein Vorwort. „Konnst ma ned a bißl wos z'ammschreib'n, a klans Vorwort?", hat er gesagt, der Franz. Na, super. Wie soll man über etwas schreiben, das man selber kaum versteht? Worte finden für etwas, wofür damals gar nicht viele Worte nötig waren? Obwohl – gesprochen haben wir viel, und so vieles habe ich nicht verstanden. Es kann doch nicht so einfach sein! Wie hättest du's gerne?
Lächle deinem Herzen zu. Und: erzähl mir was Neues (und dazu ein leichtes Fingerschnippen!). Während ich doch am liebsten immer und immer wieder von meinen Nöten erzählt hätte! Und dann habe ich begonnen, nach vorne zu denken, mehr auf mein Innen zu achten und mir konkrete Schritte vorzunehmen. Und der kleine Frosch, als der ich mich damals empfand, begann am Boden des Brunnens plötzlich wieder Licht wahrzunehmen, kletterte ganz vorsichtig Stufe für Stufe wieder hinauf, in die Sonne. Ein bisschen geblendet hatte es damals schon, aber es war so wundervoll warm, und der kleine Frosch küsste sich selbst und verwandelte sich prompt. Worin? Darauf möchte ich mich noch nicht festlegen. Mal sehen, was da noch kommt. Nur diesen ersten Schritt nach oben, ins Licht, hätte ich ohne Franz' Anstupser so vermutlich nicht geschafft. Und dafür empfinde ich Dankbarkeit. Ein tolles Gefühl – jedem zu empfehlen ...
Ich danke dir, Franz.

Gudrun Sandner

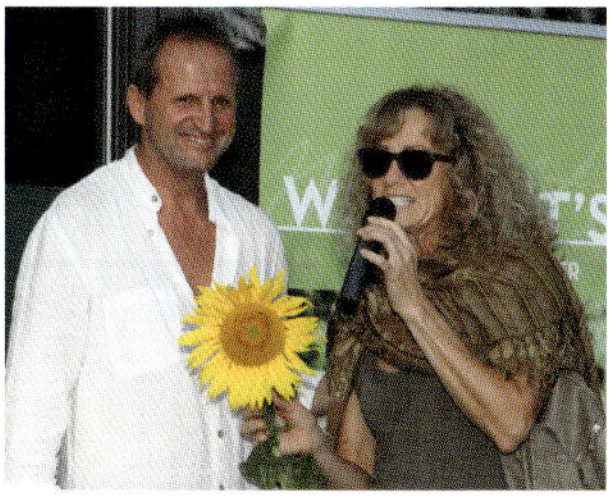

Vorwort

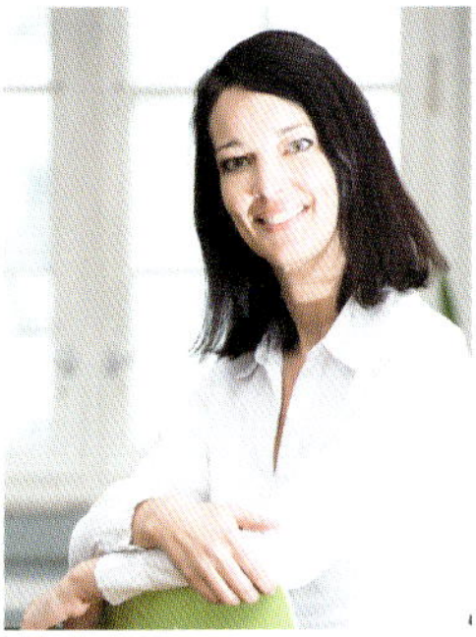

Ich glaube es war Franz' erstes Jahr in Vorarlberg, als er in mein Büro in Feldkirch kam. Ich kann mich noch gut an unsere erste Begegnung erinnern. Er spürte auf Anhieb wie es mir ging und sprach offen über Schwingungen und Emotionen. Ich hatte das Gefühl, dass er mich schon lange kennt. Nie zuvor umarmte ich einen fremden Menschen so innig wie damals. Nach unserem Zusammentreffen hatte ich ein breites Grinsen im Gesicht und war mit Kraft vollgetankt, um mein Leben voll und ganz in die Hand zu nehmen. Er gibt mir bei jedem Aufeinandertreffen genau die passenden Tipps, um wieder ein Stückchen in meinem Leben weiterzukommen und persönliche Situationen zum Positiven zu verändern. Helfend begleitete er auch meinen Bruder nach einem Unfall auf seinem Weg.
Immer dann, wenn mir gerade etwas „Tiefgreifendes" auf dem Herzen liegt, erscheint er „zufällig" an meiner Tür um kurz „Hallo" zu sagen. Ich durfte schon einige persönliche Wunder miterleben. Solche, die bereits in dem Moment eintraten, als er noch neben mir saß. ☺
Und darum wundert es mich auch nicht, wenn ihn auch meine beiden Kinder als „Engel" bezeichnen.
Er bezaubert uns stets mit seiner herzlichen Art und positiven Ausstrahlung. Seine interessanten Geschichten und Weisheiten faszinieren und beeindrucken uns immer wieder aufs Neue. Umso mehr freut es mich nun, sein erstes Buch „Wie geht's?" gestalterisch in Form zu bringen. Es ist wunderbar, dass nun alle die Möglichkeit bekommen, Franz ein bisschen näher kennenzulernen, denn dieser Engel sollte niemandem vorenthalten bleiben. Ich freue mich schon auf viele weitere Begegnungen mit Franz und wünsche ihm natürlich alles Gute.
Alles Liebe und Danke.

Andrea Petermann, Teamwork Werbeagentur, www.teamwork-werbung.at

Vorwort

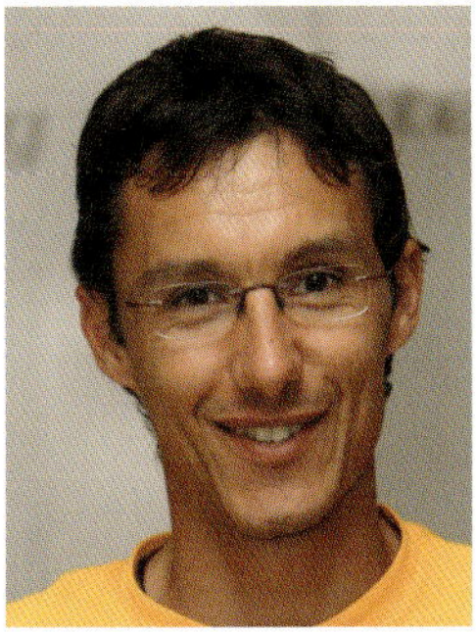

Ich kenne Franz schon seit vielen Jahren. Kennengelernt haben wir uns über den Laufsport, also meinen Beruf und sein Hobby. Franz war immer schon ein sehr begeisterungsfähiger Mensch, dem für seine Ideale kein Aufwand zu groß war. Während gemeinsamen Trainings und gemütlichem Beisammensein habe ich schon bemerkt, dass Franz den Hang zum Übersinnlichen hat und auch sein Leben darauf ausrichten möchte. Die Motivationsmeetings mit seinen damaligen MitarbeiterInnen waren dabei sicher nur der Anfang eines langen Lernprozesses, der nun seinen Höhepunkt findet.

Ich denke, ich kann meine Jahreszeiten des Lebens vor der Lektüre des Buches nicht genau abgrenzen, mein Frühling war aber auf jeden Fall sehr lebenswert, lehrreich und ausgewogen. Der Übergang zum Sommer verlief überaus harmonisch, mit einigen Höhen und Tiefen. Ein absolutes Highlight stellte die Gründung meiner Familie dar. Ich bin der Meinung, dass sich mein Leben im Hochsommer befindet und ich bin gespannt, ob Herbst und Winter ebenfalls so spannend verlaufen werden. Da ich bei Weitem nicht so spirituell bin wie Franz, weiß ich wahrscheinlich deshalb auch nicht, was als fünfte Jahreszeit des Lebens bezeichnet wird, freue mich aber schon auf dieses Buch, um mehr darüber zu erfahren.
Sicher hat sich Franz bei der Arbeit zu diesem Buch genauso akribisch und motiviert an die Arbeit gemacht, wie er es immer macht, wenn er sich ein Projekt vornimmt, egal ob im Beruf oder im Sport.
Ich wünsche Ihnen, liebe LeserInnen, eine erbauliche Lektüre dieses Buches und meinem lieben Freund Franz ein erfülltes Leben quer durch alle Jahreszeiten.

Günther Weidlinger
Österreichs schnellster Läufer – Rekordhalter über 1.500 m bis Marathon

Vorwort

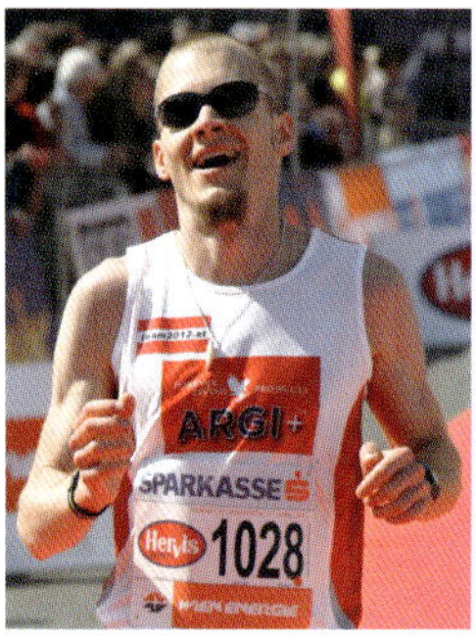

Es war irgendwann kurz vor dem Wien Marathon 2011. Ich hatte eine aufreibende Vorbereitung auf meinen ersten Marathon hinter mir, doch war zuversichtlich, diesen erfolgreich zu absolvieren. Schon länger geisterte dieses etwas komische, leicht manische Gefühl herum, und nun wollte Er, dass ich für seine Staffel laufe. Er? Ja, ein gewisser Franz Wagenleitner, hatte es sich zum Ziel gesetzt, die Österreichische Laufwelt im Sturm zu übernehmen. Eine wichtige Station: der Vienna City Marathon. Ich sollte der vierte Läufer eines starken Teams sein, dürfe die ersten 16 km für die Staffel anlaufen und dann, quasi alleine, meinen Marathon fortsetzen. Ein guter Sponsor hatte sich auch schon gefunden, und vor allem Franz' überschwängliche Art ließen mich bald zusagen. Mein erster Marathon wurde zu einem traumhaften Erlebnis. Wunderschönes Wetter, die tolle Stimmung an der Strecke und ein Lauf voller Hochs und Tiefs. Zufrieden sah ich beim Zieleinlauf über mir meine Zeit aufleuchten, aber noch viel größer war die Freude, von meinem Team und einem jubelnden Franz in Empfang genommen zu werden. Wir hatten uns in vorderster Front behauptet und mussten nun viele Hände schütteln und in viele Kameras lächeln. Spät ging ich mit dem Wissen nach Hause, den wichtigen ersten, kleinen Schritt meiner Marathonkarriere gelaufen zu sein. Nichts schien unmöglich. Trotzdem war ich dann leicht erstaunt, was bei Franz alles möglich ist. In den Ergebnislisten fand ich mich nämlich als „Dr. Thomas Summer" wieder und das über ein Jahr vor meiner Promotion. Franz hatte alle Meldungen gemacht und so kam ich kurzerhand zu verfrühten Ehren. Lieber Franz, du bist mit deiner euphorischen Art eben der Zeit immer ein bisschen voraus. Du bist für mich immer noch dieses „komische, leicht manische Gefühl". Genau dafür schätze ich dich. In deiner Welt ist nichts unmöglich! Danke!

Dr. Thomas Summer – schnellster laufender Arzt Österreichs

Vorwort

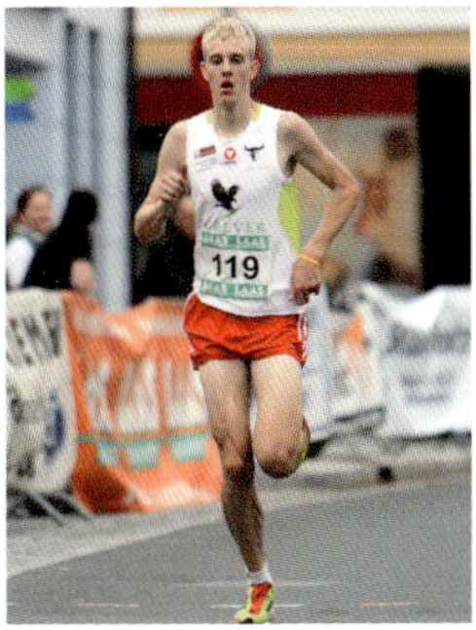

Lieber Franz,

als ich hörte, dass du ein eigenes Buch schreibst, in dem du dein Wissen weitergibst, war ich begeistert. Denn ich habe schon oft deine Fähigkeiten und dein immenses Fachwissen auf dem Gebiet der chinesischen Medizin in Anspruch nehmen dürfen. Jedoch hast du mir dann unzählige verschiedene Punkte gezeigt, von denen ich leider nur einen Bruchteil behalten konnte. Daher freue ich mich sehr auf dein Buch, in dem ich selbst diese Punkte und Tipps nachschlagen kann.

Ich freue mich auf dein Buch und bin gespannt, was noch alles vom Franz Wagenleitner kommen wird, denn du bist immer für eine Überraschung gut und gibst immer mindestens 200 %.

Dein Freund Jakob Mayer

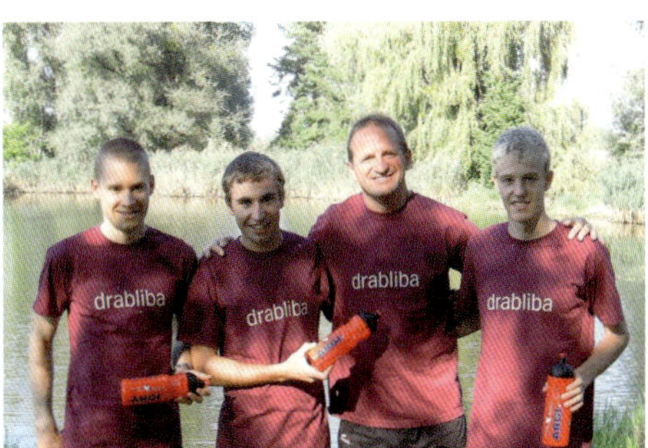

Dr. Thomas Summer
Martin Mattle
Franz Wagenleitner
Jakob Mayer

Vorwort

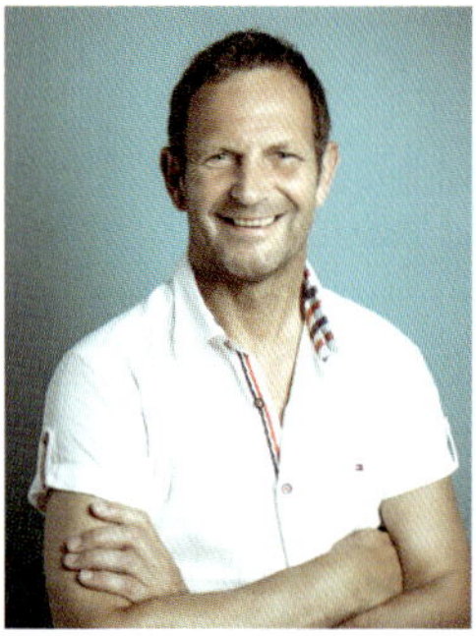

Feuer und Flamme. Oder Feuer wie Franz. Nein, Franz, das Feuer!

Mit „Wie geht's?" erscheint nicht nur ein besonderer Buchtitel, sondern ein Buch, welches von einem besonderen Menschen geschrieben wurde. So besonders wie er ist, trat er in mein Leben. Sehr überraschend, total fremd, vollkommen ungewöhnlich. Ungewöhnlich für mich waren auch sein Auftreten, seine unkomplizierte Art, seine Direktheit und vor allem seine Freundlichkeit. Ein Mensch, der eine Zufriedenheit ausstrahlte, die man in unseren Breitengraden eben erst finden muss. Und nun mache ich einen großen Sprung, denn ich möchte hier nicht alles beschreiben, was dieser Mensch, eben Franz, mir in der Zwischenzeit alles Nützliche für mein Leben mitgegeben hat. Ohne Übertreibung, es gäbe so viel zu berichten, dass ich selbst ein Buch darüber verfassen könnte. Nun kennen wir uns schon lange und in all den Jahren, bei jedem Kontakt, kenne ich nur eine Antwort von Franz auf meine Frage: „Wie geht's?" So klar und deutlich, ohne Wenn und Aber kommt da spontan: „Fantastisch! Das Leben ist schön!" Solche Worte zeugen von ungewöhnlicher Energie und eben diese Energie ist es auch, die Franz nicht nur für sich genießt, sondern an andere weitergibt. Seine Energie ist so ungewöhnlich, dass ich hier bewusst aus den fünf Elementen, die sein Leben begleiten, eines herausheben möchte. Das Element Feuer. Nicht nur, weil ich glaube, dass dieses Element oder Zeichen sowohl Franz, wie auch mich selbst, am meisten beeinflusst. Das Feuer als Zeichen der Energie, der Begeisterung. Zeichen und Symbol für Wärme, für soziales Gespür, für den menschlichen Umgang miteinander. Für Licht, als Zeichen für das Leuchten der Augen, für das Lächeln, für die Freundlichkeit. Und für das Brennen, die Begeisterung für viele neue Dinge im Leben. Bereit dafür, neue Wege zu gehen. Ich wünsche allen viel Freude mit „Wie geht's?", und ich bin mir sicher: Ihr werdet euch darin selbst entdecken …

Markus Mager – Präsident HC Bodensee

Vorwort

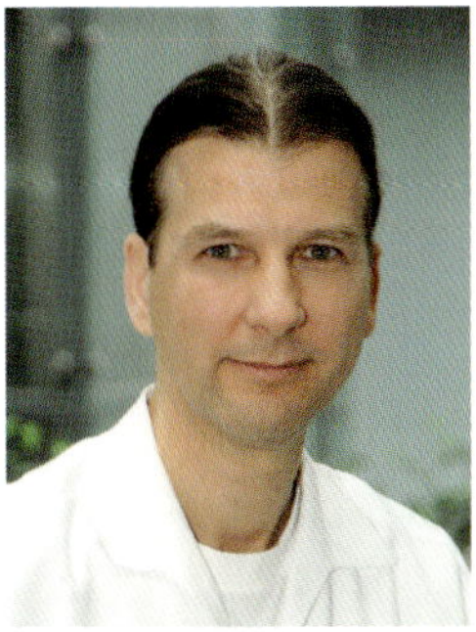

Lieber Franz,

irgendwie fällt es mir sehr schwer, Worte zu finden, die gerecht werden, in einem Buch von dir veröffentlicht zu werden und die dem Thema "5 Jahreszeiten" gewidmet sind.
Ich denke immer wieder sehr gerne an die Läufe mit dir zurück, an unser wunderschönes Erlebnis beim Berlin Marathon, an dein Lächeln und an deine positive Einstellung auch in schwierigen Situationen. Die Worte, die ich jedem Menschen schenken möchte, sind, dass alle Handlungen, alle Empfindungen, alles, was man tut, mit größter Aufmerksamkeit, Hingabe und Liebe erfolgen sollten, ohne etwas dafür zu erwarten; erst diese Erwartungslosigkeit befreit uns von Wünschen, Druck, Ängsten, Zwängen, Befürchtungen und macht uns wirklich frei und unser Handeln rein (im Sinne von Karma Yoga).
Dies lässt uns das Gefühl entwickeln, dass Gott durch mich handelt, und so erahnen und begreifen wir, dass wir Teil einer großartigen Schöpfung sind.

Allerherzlichste Grüße

Dein Satya Prim. Dr. Harald Pesl

Vorwort

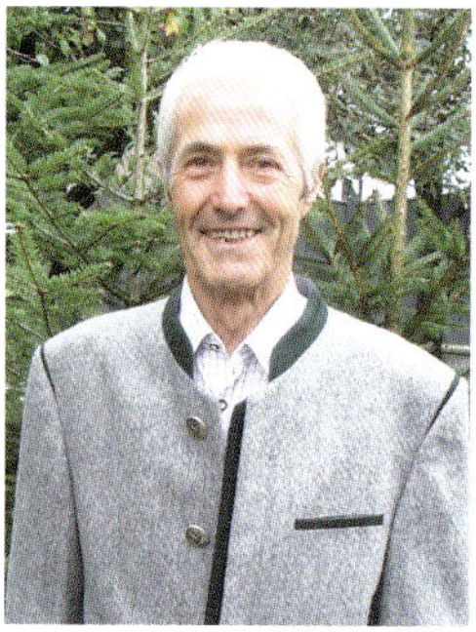

Zuerst meine Daten: Richard Dieß, geboren 17.11.1933, derzeit Pensionist. Früher ÖBB-Beamter (Bahnmeister) – ich war mit meiner Berufswahl sehr glücklich!

Sportlich: Mit 20 Jahren begann ich mit dem Skispringen – wurde später OÖ Landestrainer (mit staatlicher Trainerprüfung). In dieser Zeit lernte ich auch Prof. Baldur Preiml kennen, der für mich ein großes Vorbild war und für mich auch ein guter Freund wurde.
Während meiner Trainertätigkeit ab 1969 baute ich eine Vereinstrainermannschaft auf und wir waren bis 2004 ein starkes Team. In der Zeit von 1983 bis 2004 erreichten unsere oberösterreichischen Schispringer großartige Erfolge!
Die OÖ Schispringer – wie Bernhard Zauner / Franz Neuländtner / Andreas Rauschmaier / Werner Rathmayr / Andreas Goldberger und Alexander Dieß usw. waren „Aushängeschilder" und wir erreichten 28 WC-Siege; IC-Cup Siege; 2 WC-Gesamtsiege; Silber und Bronze bei Olympischen Spielen. Meine Trainertätigkeit war 35 Jahre ehrenamtlich und ich konnte viele Erfahrungen sammeln.

Zur Person – Franz Wagenleitner: seinen Vater kannte jeder im Ort, er war ein sehr fröhlicher und beliebter Postbeamter, und er war auch für seine Familie stets ein Vorbild und guter Familienvater, der leider viel zu früh von uns Abschied nehmen musste.
Franzi war ein aufgeweckter Junge und arbeitete sich im Berufsleben steil nach oben und im Sport war Franz auch sehr erfolgreich. Wir tauschten oft Erfahrungen und Erlebnisse aus.
Franz verlegte später seinen Wohnsitz nach Vorarlberg, doch unsere Verbindung hielten wir auch da noch immer aufrecht, und wenn es Franz möglich war und ist, besucht er mich und meine Familie.

Meine Einstellung zu dem Buch:
„Wie geht's?“ „ Frühling – Sommer – Spätsommer – Herbst – Winter“
Der Mensch lebt auf Erden nur einmal! Er soll jeden Tag in den verschiedenen Jahreszeiten mit Freude beginnen und auch beenden und sich täglich freuen – egal, ob es regnet, ob viel Arbeit anfällt, teilweise auch Sorgen aufkommen.

„Positives“ – dann wird für jeden von uns immer wieder die Sonne scheinen! Dabei nicht vergessen: „RICHTIGE ERNÄHRUNG UND SINNVOLLE BEWEGUNG“ soweit dies täglich möglich ist, ist ganz wichtig und trägt für JEDEN außerordentlich viel zur Gesundheit bei.

Richard Dieß – Trainer von Andi Goldberger

Vorwort

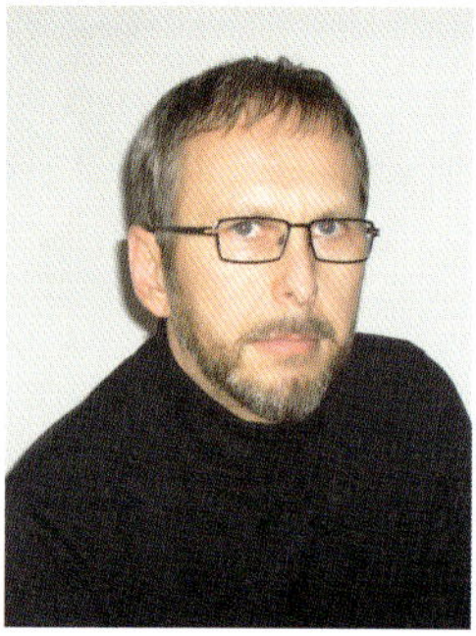

Eine Volksweisheit besagt, dass ein Mann vier Dinge in seinem Leben tun sollte: einen Baum pflanzen, ein Haus bauen, ein Kind zeugen und ein Buch schreiben. Ein Haus hast du schon gebaut, eine tolle Tochter hast du auch, einen Baum hast du gepflanzt, jetzt hast du den vierten Punkt noch hinzugefügt, ein super Buch geschrieben.

Nicht nur der Titel ist spannend, sondern auch der Inhalt. Wie oft hören wir am Tag „Wie geht's?" Wie oft aber wird nicht einmal auf eine Antwort gewartet? Du gibst Antwort auf diese Frage und du hörst zu. Super tolles Buch mit vielen Lebensweisheiten und Anregungen. Ich gratuliere dir dazu und danke dir für deine jahrelange Freundschaft, auch wenn uns mittlerweile 650 km trennen und wir uns nur sehr selten sehen. Allen Lesern viel Spaß beim Lesen und gutes Gelingen beim Umsetzen.

Harald Janisch (Hartberg, Steiermark)

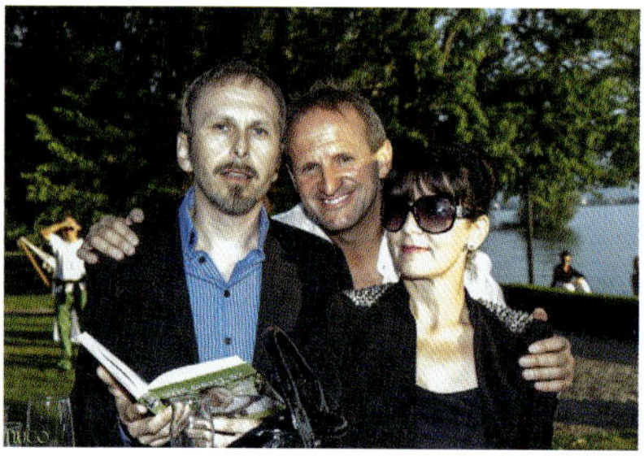

Vorwort

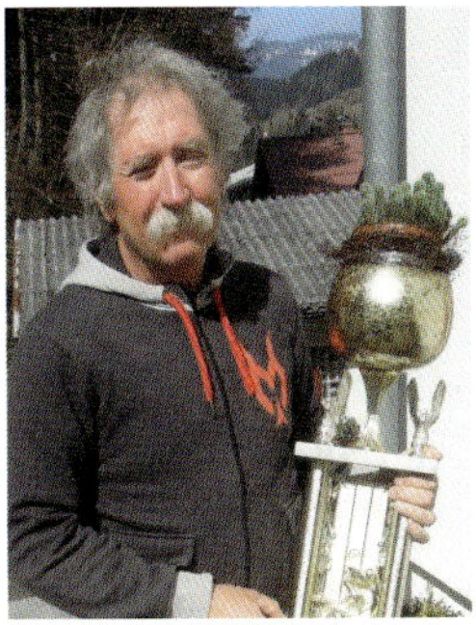

Hallo Franz,

ich lernte Franz Wagenleitner als freundlichen und offenen Mann kennen. Wir redeten viel über Sport und im Zuge des Gespräches, kamen wir auch auf das Thema Gesundheit. Da ich selber einige Wehwehchen habe, konnte er mir einige gute Tipps geben und dafür bin ich ihm sehr dankbar.

Mit sportlichen Grüßen

Das Allerbeste geben!
Ferdinand Hirscher – Papa von Marcel Hirscher

Mich juckt es!

Schon in jungen Jahren entwickelte ich den Glauben, dass wir auf der Welt sind, um einen einzigartigen Beitrag zu leisten und dass jeder tief in seinem Inneren eine besondere Gabe verbirgt.

Ich glaube fest daran, dass in jedem Menschen ein Gott schlummert. Jeder von uns verfügt über ein ganz bestimmtes Talent, eine Befähigung, ein Potenzial, das nur darauf wartet, geweckt zu werden. Vielleicht bist du ein Überflieger in deinem Beruf, die beste Hausfrau, die liebevollste Mama, ein gewiefter Verkäufer, ein genialer Geschäftsmann. Finde heraus, was deine Gaben und Talente sind.

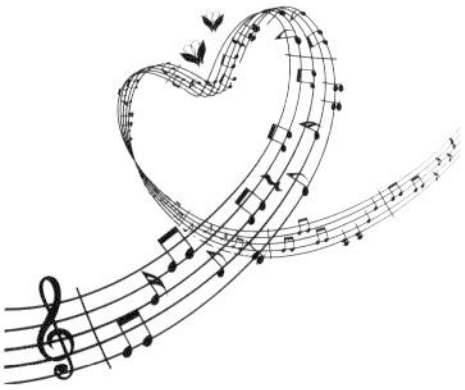

Stell dir einfach die Frage:

Was bringt Dein Herz zum Singen?

Dann beginne es zu leben.
Ich habe vor vielen Jahren beschlossen, dass ich mein Leben in etwas investieren möchte, das mein Herz berührt! Als Briefträger auf 122 verschiedenen Postämtern durfte ich mit sehr vielen Menschen in Kontakt treten. Ich habe Bauern, Handwerker, Beamte, Vertreter, Lehrer, Gastwirte, Ärzte, Banker, Manager, Mütter, Väter, Opas, Omas und viele Kinder kennengelernt.

Egal, ob Golfspieler, Jäger, Fußballfan, Chef oder Aussteiger. Wir haben alle eine tiefe Verbindung. Wir hängen alle an der Nabelschnur Gottes. Durch diese vielen Berührungen mit unterschiedlichen Menschen habe ich die Schnur in meinem Herzen wieder entdeckt.
Diese Welt ist nun einmal Gottes Zoo. Egal, ob es die vielen schwarzen Schafe, die langbeinigen Giraffen oder die bunten Vögel sind.

Wir sind alle etwas ganz Besonderes!

Ich habe in der Bibel nachgelesen, da steht etwas von

- Nächstenliebe
- den Anderen verstehen
- Menschenfreundlichkeit

Eine große Herausforderung.
Liebe dich selbst wie den anderen.
Das war für mich der Knackpunkt!

Es hat mir ja keiner gezeigt, wie ich mich selbst lieben kann.
So mit allem, was dazugehört!

Zu mir hat man, wenn man mich ärgern wollte: „Soletti mit Schultern" gesagt. Du kannst dir vorstellen, wie das mein Selbstbewusstsein gestärkt hat, wo ich doch in der wichtigsten Zeitung, die es damals für uns Jugendliche gab, dem BRAVO, kräftige Muskelmänner in meinem Alter gesehen habe. Dr. Sommer hat mit seinen interessanten, lehrreichen Ratgebern über Mädchen und Jungs die Aufklärung der Nation übernommen. Ich kann mich erinnern, dass auch einer meiner früheren Biologielehrer diese spannende Zeitschrift im Unterricht verwendet hat.

Die geburtenstarken Jahrgänge werden als Baby-Boomer bezeichnet, das sind Zeiten steigender Geburtenraten im Zeitraum von 1955 bis 1969. Es wird vermutet, dass durch die große Zahl Gleichaltriger im Verhältnis zu anderen Altersgruppen eine Urerfahrung der Masse stattgefunden hat, die nicht ohne Folgen für unsere Persönlichkeitsentwicklung geblieben ist. So, wie wir uns aufführen, lässt sich das in der Zwischenzeit auch von der Wissenschaft beweisen.

Schauen wir uns nur einmal unser Konkurrenzverhalten an!

Frauen dieser Jahrgänge vergleichen sich immer noch mit 18-jährigen Models, die sie in Hochglanzbroschüren bewundern. Die Fotoindustrie ist hier sehr professionell. Man kann heute sogar Glatzen oder dicke Bierbäuche auf den Fotos retuschieren.

Es war leichter zu sagen „Ich mag dich", als „Ich mag mich". Hier habe ich ja eine Erwartung daran geknüpft, dass der, dem ich dies gesagt habe, es ganz schnell erwidert.
Wenn der andere es gesagt hat, war ich glücklich und ich habe die Verantwortung abgegeben, mich selbst zu mögen.
Die Steigerung von Mögen ist Lieben!
„Ich liebe dich", ist schon sehr viel vertrauter, als ich mag dich.
„Ich liebe mich", ist die Eintrittskarte zu meinem Herzen.

Es ist reinstes GLÜCKSDOPING.

Durch diese Gipfelerfahrung in meinem Herzen habe ich plötzlich eine ganz andere Freude am Schenken erhalten. So ohne etwas zu ER-WARTEN. In meiner über 20-jährigen Karriere als verkleideter Nikolaus, der am 06. Dezember viele Kinder an dieses Schenken erinnert, wurde mir eines klar!

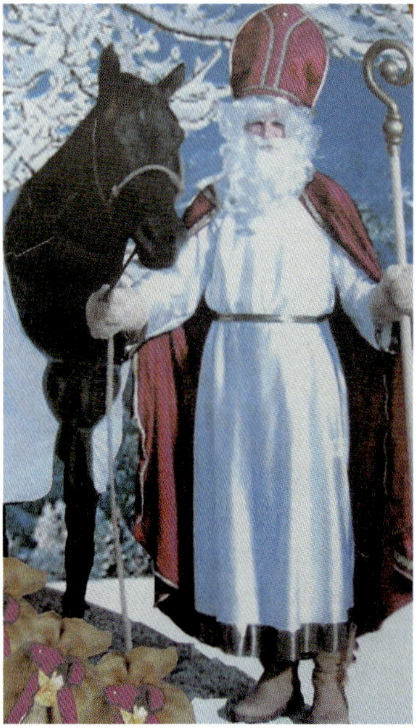

AN DIESEM TAG strahlen alle Kinderaugen. Die Eltern, Großeltern und Verwandten, alle nehmen sich Zeit. Normalerweise steigen sie ja am frühen Morgen aufs „RAD!"
Aufs Hamsterrad und hetzen von Termin zu Termin. Aber an diesem Tag lernen sie, auf den Nikolaus zu warten.

Im Job würden die meisten schon längst „auszucken", wenn ein geplanter Termin zwei Stunden später stattfindet.

Sei auch du ein Nikolaus!

Aus meinem Tagebuch:

Spüren, dass Heilung in ganz alltäglichen Situationen passieren darf, dass sich Angst in Vertrauen verwandelt, wenn in der Begegnung Liebe stattfindet, macht dieses Leben so kostbar und wertvoll. Danke für Momente, die mein Herz warm machen. ... Schuld gibt es nicht, wenn Licht fließen und leuchten darf. Danke, lieber Gott, dass du mir den Nikolaus vorbeigeschickt hast! Juhu! Verena

„Bittet, so wird euch gegeben" heißt es in diesem Wertevermittlungsbuch, wo auch manchmal ganz schön geschummelt wurde.
Die Grundwerte als Orientierung sind dienlich.
Da geht es nicht um positiv oder negativ!

Ich habe mit Gott in mir gesprochen und mich bedankt.
„Zeig mir, wie ich dienen darf!"

Von nun an ging alles ganz schnell!
Er schickte mich 430 km weit weg von meinem Heimatort Aurolzmünster zum wunderschönen Bodensee, in das Energie- und Liebeskraftfeld von drei Ländern. *Schweiz, Deutschland, Österreich.*
Plötzlich war ich wieder an einer neuen Startlinie! Wusste, mein Manager ist dabei! Also ist ja alles weltklassemäßig organisiert. Wieder im Außendienst, bei jedem Wetter von Haus zu Haus mit dem Fahrrad, dieses Mal nicht als Briefträger! Auch nicht als Glücksfee, die an der Haustür klingelt: *„Sie haben 88.888,– Euro gewonnen"*. NEIN!

Eigentlich fühlte ich mich anfangs in dieser neuen Tätigkeit unwohl. Da mich dort, wo ich jetzt arbeite, niemand kannte, entwickelte ich mehr und mehr Herzensfreude mit dieser Arbeit! Ich lernte in diesem Aufgabengebiet, was es heißt, täglich meinen Charakter auszubilden! Mit einem Thema an der Haustür zu klingeln, bei dem kaum jemand Freude hat. Tony Robbins, einer der brillantesten Coachs in Amerika, sagte mir einmal *„Gib einen Mehrwert!"* Bezogen auf meine Herzensgeschichte, wurde mir einiges klar! Es geht um den genetischen Code.

Das ist wie bei einer Telefonnummer. Wenn du die eine bestimmte Person anrufen willst, dann musst du genau die richtigen Zahlen wählen! Dieses Wort hörte ich das erste Mal von einem ganz herzlichen Psychologen, Andreas Wieland! Danke, lieber Andreas!
Wenn du den genetischen Code einer Person kennst, bist du mit ihm verbunden! Du weißt, wie er funktioniert. Wahrer Genuss fängt mit der Sprache an, er führt in die Stille. Ich verband mit der Schnur des Herzens die Nikolauserfahrungen und das „MEHR – WERT – GEBEN".

Mit diesem Herzenspaket machte ich mich nun auf den Weg, um mindestens zwölf Menschen täglich – so wie der Nikolaus das am 06.12. tut – zu beschenken. Meistens sind es mehr. Seit zehn Jahren habe ich so bei vielen Menschen wohlwollende Gefühlszustände ausgelöst! Über 3.500 Dankesschreiben haben meine 153 Tagebücher seit 22.11.2003 bereichert.

Die meisten Menschen haben mich gefragt: Wo kann ich das nachlesen, was gerade mit mir Wundervolles passiert ist? Meine Antwort darauf: *„Ich schreibe ein Buch!"*
Ich meinte damit aber nur meine Tagebücher! Kein öffentlich Zugängliches, nur für mich! Ebenso häufig wurde ich gefragt: Wo kann ich diese Übungen lernen? Wo machst du Seminare? Meine Antwort! Jetzt!

Am 12. September 2012 verspürte ich plötzlich ein ganz starkes Jucken in meinem rechten Ellenbogen. Dort ist der nicht gelebte Groll gespeichert. Die TCM (Traditionelle Chinesische Medizin) ist seit 20 Jahren mein Lieblingshobby.
Meine bisherigen Erfahrungen halfen mir nicht weiter. Sämtliche Akupressurpunkte wirkten bei mir nicht. Dieser Hautjuckreiz wurde immer stärker. Ich kratzte und wendete Wassermethoden von Pfarrer Kneipp an! Es funktionierte nicht.
Ich erinnerte mich an eine wunderbare Geschichte auf einer Berghütte, wo mir ein alter grauhaariger „Warzenmann" – er konnte Warzen und andere Befindlichkeitsstörungen wegzaubern – seinen Wissensnachlass über Gesundheit und Natur weitergab.

Er sagte:
„Bei dir ist das Wissen in guten Händen."
Auch das führte zu keiner Besserung.

Mein rechter Ellbogen juckte. Am 12. Dezember um 03.00 Uhr früh nach einer Weihnachtsfeier war der Juckreiz so stark, dass ich es kaum aushielt. Es war wie ein plötzlich auftretender Geistesblitz: EIN WEGWEISER. Ich erkannte den Zusammenhang zwischen dem juckenden rechten Ellbogen und meiner persönlichen Geschichte. In unzähligen Gesprächen wurde ich gebeten, ein Buch zu schreiben, in dem die Menschen nachlesen können, was ihnen mit mir passiert ist!

Ein langer Zeitraum ist vergangen vom ersten Gedanken an diese Idee, bis es mich im wahrsten Sinne des Wortes gejuckt hat, ein Buch zu schreiben. In mir kam die Stimme auf: Schreibe endlich dein erstes Buch und rede nicht immer nur davon. Im Hotelzimmer war es dunkel, meine liebe Marion schlief bereits und ich wollte sie nicht wecken. Ich fand in einer Lade einen Stift und Notizzettel!

Ich begann, mein Buch mit dem Titel „Wie geht's?" zu schreiben!

Augenblicklich und bis heute ist der Schmerz verschwunden.

Während ich diese Zeilen schreibe, sitze ich am weißen Sandstrand an der Costa Smeralda in Sardinien. Meine Füße baden im strahlend türkisblauen Meer! Die Sonne in mir erwärmt mein Herz – Danke Gott für deinen Segen!

Dieses Buch ist mit einem offenen Herzen und einem offenen Geist zu lesen. Es erinnert euch an das Ziel, an den Sinn des Lebens, die einst gelebte, aber verloren gegangene Einheit zwischen Leben und Bewusstheit wieder herzustellen. Es zeigt euch, wie ihr auf einfache Art eine Verbesserung eures Wohlbefindens erreicht. Dieses Buch ist für den 8-jährigen Buben bis zur 88-jährigen Großmutter gedacht, weil es durch die leichten Übungen jedem möglich ist, sein Herz zu öffnen!

Du kannst die Übungen im Bus, im Zug, ja sogar auf der Toilette machen. Die Übungen sind vielfach erprobt und die Leute bestätigen die wohlwollende Veränderung.

Wie geht's?
DIR ... MIR ...?

Es ist wichtig, dass du zuerst gut auf dich achtgibst und
dass du in deinem gesunden Wohlfühlmodus bist.
Das hat nichts mit Egoismus zu tun.
Auch geht es nicht um Mitleid. Was hilft es deinem Mitmenschen, wenn du mit ihm leidest? Es ist das mitfühlende Verhalten, das aus einer kraftvollen Quelle kommt und den anderen Trost und Liebe spendet.

Erst, wenn es dir selber gut geht, kannst du für andere eine Bereicherung sein!

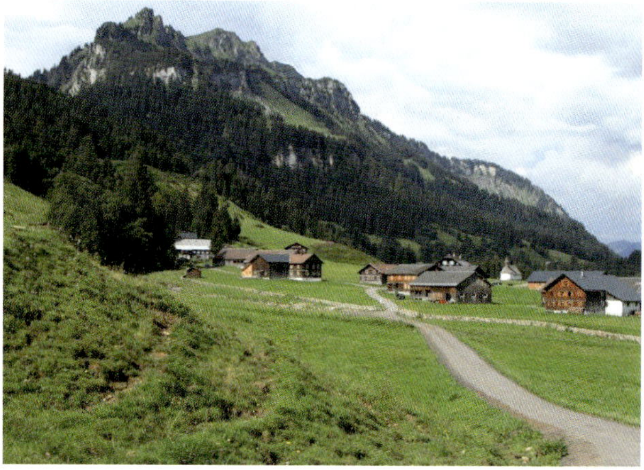

Die 5 Jahreszeiten im Leben

Hallo du,

ich verwende in diesem Buch das vertraute du, möchte dir aber nicht zu nahe treten, sondern dich als Freund begleiten.

Die Jahreszeiten und das Wetter sind für mich ein großer Lehrmeister. Der Frühlingsanfang, der die verschiedenen bunten Heilkräuter aus dem Garten Gottes, heraussprießen lässt, schickt uns wärmende Sonnenstrahlen. Wir Menschen reagieren darauf.

Der Fortschritt des Frühlings zeigt sich im Sommer unserer Jahre.

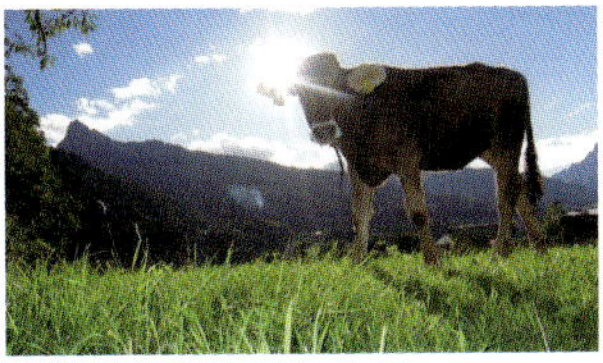

Ein aktuelles Schulbuch für 6- bis 10-jährige Kinder beschreibt die 4 Jahreszeiten: Frühling, Sommer, Herbst und Winter. Es gibt sehr viele Kinder, die kennen Bauernhoftiere nur aus ihren Bilderbüchern.

Ich rede von 5 Jahreszeiten. Durch die wirtschaftlichen Veränderungen und das immer weitere Zurückdrängen der Landwirtschaft, ist diese „ERNTEZEIT" im Leben vielerorts verschwunden.
Das Korn, das der Bauer in die Erde legt, es hegt und pflegt. Unser menschliches Saatkorn ist die Liebe. Was dürfen wir ernten?

„Wie geht's?" ist für mich deshalb nicht nur eine belanglose Frage.

Du bist wichtig, weil du ein Teil vom Ganzen bist.

Die Jahreszeiten lehren unserem Alter entsprechend, eine der schönsten Eigenschaften, die ich entdecken durfte. Die Achtsamkeit.

Wie gehen wir mit uns und unseren Lieben um?

Im Herbst werden die Tage kürzer, die Sonne zieht sich früher zurück. Vom Winter habe ich gelernt, den Alltag ruhiger zu gestalten, öfter mit einem lieben Menschen bei einer heißen Tasse Tee eine Pause zu machen.

Die Techniken in diesem Buch unterstützen dich im Alltag bei deinen Jahreszeiten.

Was du säst, das wirst du ernten.
Bibelzitat

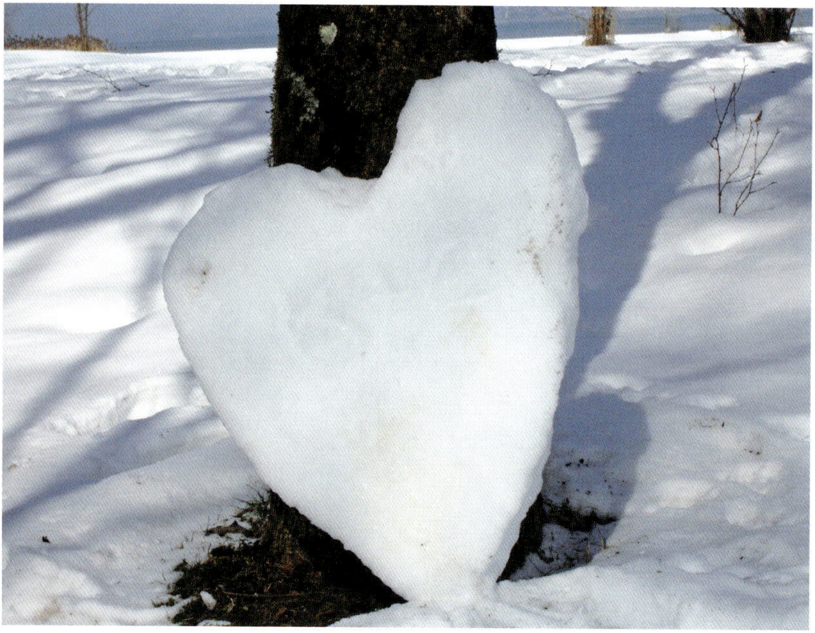

„Wie geht's?"

Interessiert dich das wirklich?
Oder willst du nur eine der Standardantworten hören:
1. *Gut, und dir?"*
2. *„Habe keine Zeit!"*
3. *„Jaja, du weißt eh!"*
Diese Frage wird am häufigsten auf der ganzen Welt gestellt. Über 7 Milliarden Menschen auf der ganzen Welt reden täglich über mein Buch ☺ Meist hören wir gar nicht zu und hoffen, dass der andere uns nicht mit seinen Worten „zumüllt" oder mit seiner schlechten Stimmung ansteckt. Ihr kennt wahrscheinlich niemanden unter euch, der nicht in „nullkommanichts" ein Problem schaffen kann. Also in blitzartiger Geschwindigkeit. Diese Menschen erkennst du am „TÜPFLE-SCHEISSEN".

Sie sind nicht so großzügig wie du und werden „NEGA-HOLIKER" genannt. Wenn diese Seite der Medaille möglich ist, dann müsste es uns doch auch gelingen, genauso schnell Lösungen zu finden! Ich glaube, der einzige Unterschied dieser zwei Seiten ist der, ob ich meine Aufmerksamkeit auf die Schlaglöcher lenke oder auf die Straße.
Im Buddhismus ist sinnloses Gerede verboten.
Die meisten Leute, denen ich in die Augen sehen darf, lügen sich und andere bei dieser Frage an.
Die häufigste Antwort darauf ist: "*Ja, ja, alles bestens!*"
Vielen sieht man es bereits an, weil sie dich anhusten und ihr Körper etwas ganz anderes sagen will. *„Es geht mir miserabel"* wäre ehrlicher, stimmiger.
Kaum jemand ist bei dieser Frage euphorisch, außer er hat gerade das persönliche Champions League Finale gewonnen. Wie oft höre ich doch Leute davon reden, dass sie ihr Leben ändern wollen.
Aber sie schaffen es nicht, den guten Vorsatz in die Tat umzusetzen.
Sie fühlen sich ohnmächtig, frustriert und sind sogar zornig, weil sie wissen, dass sie handeln müssten, sich dazu aber nicht aufraffen können.

Dafür gibt es einen einfachen Grund: Sie erzählen sich immer die ewig gleiche Geschichte, die sie in diesen lähmenden Zuständen hält. Die Menschen finden in der zweit- oder drittbesten Freundin eine Mitspielerin, die auch mitjammert. Sie sind Opfer und alle anderen sind schuld an ihrer Situation: der Partner, der Chef, der Angestellte, die Kinder, das Finanzamt, die Bank, ... ja, einfach unser System!
Diese Menschen spielen alle bei der größten Preisverleihung dieser Erde mit und warten auf den Hauptpreis!

Der Hauptpreis ist der Sieg bei der Oscar- oder Bambi Verleihung. Sie wollen in der Sparte „Beste Nebenrolle" in ihrem Leben den Oscar oder den Bambi gewinnen. Jeder Tag unseres Lebens ist ausgefüllt mit Konfliktsituationen. Diese Situationen haben nur damit zu tun, dass wir lieber leiden als lieben. Lieber sind wir Opfer als mutige, erfolgreiche Menschen, die auch dann ihr Herz offen halten, wenn Situationen herrschen, mit denen wir noch nicht so gut umgehen können.
Wir haben nicht gelernt, uns und allen anderen zu vergeben.
Und uns in unseren unterschiedlichen Momenten zu lieben.
Wenn mich jemand fragt *„Wie geht's?"*, dann kommt für mich nur eine ANTWORT in Frage:
„Ich fühle mich göttlich."
Ich liebe den Moment und bin dankbar dafür, dass alles ist wie es ist.
Ich mache täglich die Erfahrung, dass in der Gegenwart von Liebe ein Wunder nach dem anderen geschieht. Es ist wie eine Aneinanderreihung von Glücksmomenten.
Und ich darf dabei sein!

Es gibt Menschen, die sammeln Beziehungsrabattmarken und haben ganze Bücher davon zu Hause stehen. Je nachdem, wie voll diese Sammelstücke sind, machen sie ihre Launen davon abhängig!
Beim glückliche-Momente-Sammeln werde ich immer wieder gefragt,
„Wie sind denn die Menschen in den verschiedenen Regionen?"
Die Vorarlberger und Schweizer sind doch so zurückhaltend!
Meine täglichen Wahrnehmungen schauen da ganz anders aus, weil es nicht auf den anderen ankommt, wenn ich die Menschen mit meiner Weitherzigkeit berühre.

Triff Entscheidungen, die dich in beflügelnde Zustände bringen und höre damit auf dir immer wieder denselben Film anzusehen, wenn er dir nicht gefällt.
Nimm deine persönliche Fernbedienung und schalte zu deinem Lieblingsfilm, indem du die Hauptrolle in deinem Leben spielst.
Gewinne deine Originalität zurück und erlaube dir glücklich zu sein.
Es ist so was von egal, was „DIE ANDEREN" über dich denken! Es zählt nur, was du über dich denkst!!! Und das kannst du beeinflussen.

Dieses Buch zeigt dir ganz einfache Übungen, die dich auch körperlich dabei unterstützen, deine Grundenergie zu harmonisieren.
Jedes Geschenk, das du erhältst, auch wenn du es „Fehlschlag" nennst, kann zu einem Geschenk des Himmels werden.
Wenn du großzügiger, toleranter, liebevoller damit umgehst, in einer Stimmung bleibst, die dir dienlich ist, wirst du künftig bessere Entscheidungen treffen, bessere Fragen stellen und bessere Antworten erhalten.
Schreibe gleich jetzt dein neues Drehbuch und beginne deine neue Geschichte, in der du die Hauptrolle spielst!

Und der Sieger ist?

Es gibt eine geniale Figur, die von CONNY WOLF erfunden wurde. Sie heißt OUPS. Dieser OUPS ist bei näherer Betrachtung ein Spermamännchen und erinnert mich, dass wir hier als Sieger angekommen sind. Kurt Hörtenhuber bereichert mit seinen erfrischenden Gedanken die tollen, märchenhaften und zeitlosen Bilderbücher vom OUPS.

Eines der besten Kinderbücher, welches ich gelesen habe, heißt *„Sara und die Eule"* von Jerry und Esther Hicks.
In diesem „Jeder-muss-es-lesen-Buch" wird die Liebesgeschichte zwischen einer Eule und Kindern beschrieben.
Das, was der Unternehmensexperte Dr. W. Eduard Deming für uns Erwachsene als profundes Wissen bezeichnet, wird in diesem Kinderbuch einfach erklärt.

Drei Entscheidungen, die wir in jedem Augenblick unseres Lebens treffen, bestimmen unser Schicksal.
Diese drei Entscheidungen legen fest, was du wahrnimmst, was du fühlst, wie du handelst, welchen Beitrag du in unser Miteinander einbringst und welche Entwicklungen du als Mensch nimmst.
Wenn du diese drei Entscheidungen steuern kannst und Kontrolle darüber hast, wirst du neue, dir dienlichere Erfahrungen modellieren, wie ein Architekt beim Bau eines Kunstwerkes.

Diese drei Entscheidungen sind:

1. Worauf konzentrierst du dich?
2. Welche Bedeutung misst du den Dingen bei?
3. Wie fühlst du dich bei deinen gewünschten Ergebnissen?

Hier geht es nicht um das WIE WILL ICH MICH FÜHLEN?
Streich das WILL aus deinem Wortschatz! Sonst machst du die kosmische Erfahrung des ICH WILL! Ah, du willst ja nur!
Sprich klar:
ICH BIN …
ICH HABE …
ICH DARF …
ICH ERLAUBE MIR …

Viele „Wie geht's?-Menschen" treffen die Mehrzahl ihrer Entscheidungen leider nicht bewusst. Dafür bezahlen sie Lehrgeld.

Wir neigen dazu, Erfolg nach der Höhe unserer Gehälter und nach der Größe unserer Autos zu bestimmen als nach dem Grad unserer Hilfsbereitschaft und dem Maß unserer Menschlichkeit.
Martin Luther King

„Erfolgreich – aber wie?“

Unsere Erde wünscht sich eine andere Art von erfolgreichen Menschen. Unser Planet wünscht sich dringend Geschichtenerzähler, Erneuerer, Friedenstifter, Heiler und Liebende aller Arten. Er wünscht sich Menschen, die gut an ihrem Platze leben, Menschen mit Zivilcourage, bereit, sich dafür einzusetzen, die Welt lebenswert und menschlich zu gestalten. Diese Qualitäten haben wenig mit der Art Erfolg zu tun, die in unseren Kulturen verbreitet ist.
Dalai Lama XIV

Ich habe mir gesagt:
Franz, sei als Liebender unterwegs und tue etwas, was dir und möglichst vielen Menschen große Freude bereitet.
Seit ich mein Herz offen halte, werde ich reich beschenkt.

Du glaubst, du bist was Besonderes?
Du hast absolut recht!

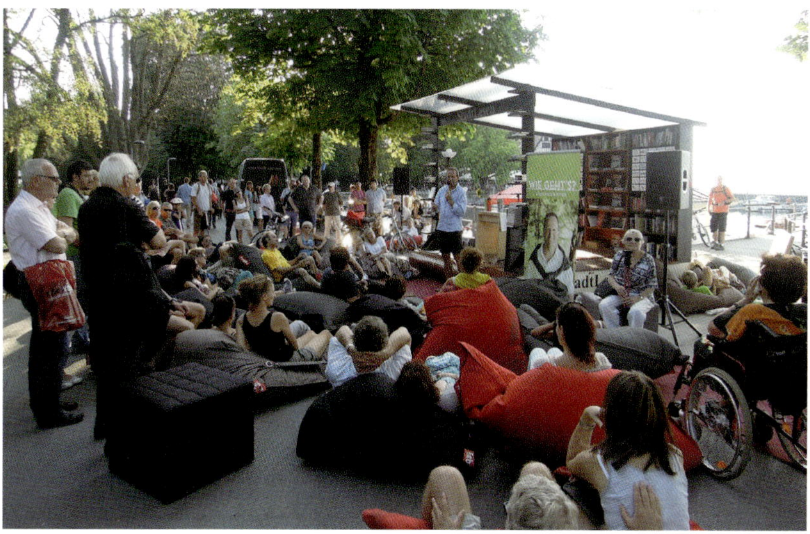

Gönne deinen Zehen Urlaub ... liebe Grüße an deine Füße

Wie lange ist es her, dass du mit deinen Füßen barfuß über frisch gemähte Wiesen gelaufen bist? Erinnerst du dich noch daran, wie du in frischen, sauberen Bächen gespielt hast? Die Steine haben währenddessen deine Fußsohlen massiert.

Ich durfte den Vater einer ganz lieben Freundin kennenlernen. Er war gerade wegen Gleichgewichtsstörungen auf dem Weg zum Arzt. Ich bat ihn, seine Schuhe und seine schwarzen Socken auszuziehen.
Ich berührte ihn bei seinen Füßen und lud ihn auf die Grundübung „nierenstärkendes Gehen“ ein. (Seite 82)
Ich fragte ihn, wie lange es denn her ist, seit er das letzte Mal barfuß gelaufen ist. Er sagte: *„Sehr lange"*. Ich fragte: *„Ein Jahr?"* Seine Antwort: *„Viel länger!"* Ich: *„Zehn Jahre?"* Er: *„Viel länger!"*

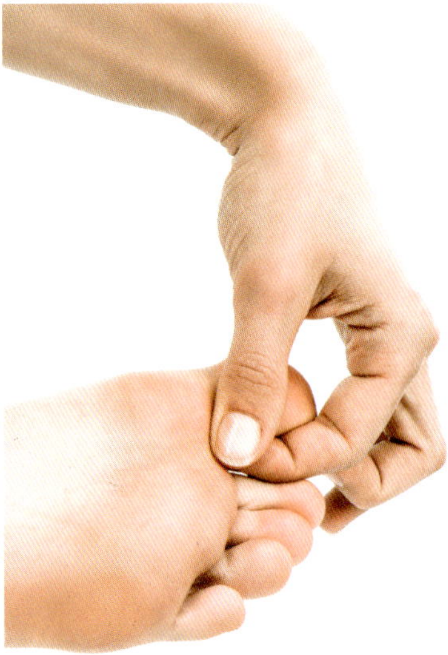

Als er dann nach Jahrzehnten die Blumenwiese vor seinem Haus mit seinen Füßen wieder betrat, weinte er innerlich vor Freude wie ein kleiner Junge (er merkte sogar, dass einige Bienen spielten) und meinte: Ich gehe so oft zum Arzt, nehme jede Menge Medikamente, und dann ist der Schwindel innerhalb von Sekunden weg, weil du meine Füße berührt hast.

Unsere Zehen sind unsere Wurzeln. Zwischen den Zehen und in den Zehen haben wir die Furcht gespeichert.

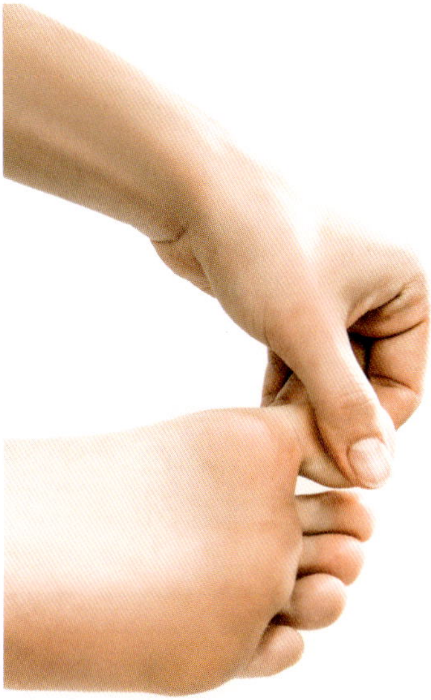

Die große rechte Zehe ist so etwas wie der große Onkel.
An der großen Zehe findet unsere Zeugung statt, darüber später noch mehr!

Die Zeigezehe steht für die Annahme deiner materiellen Existenz. Die Mittelzehe steht für Vertrauen. Die Ring Zehe steht für Urvertrauen, Wachstum und Bereitschaft zur Wandlung, für Lebensfreude. Die kleine Zehe für Emotionen, Gefühle und Willen. Die kleine Zehe ist kaum zu kontrollieren.

Beginne, täglich deine heiligsten Zonen, deine Zehen, ohne zu verkanten, auszustreifen! Es darf krachen. Vor allem auch die Zwischenräume.

Atme einmal gedanklich über deine Zehen ein und über die beiden Knöchel aus. Du wirst überrascht sein, wie das den Füßen wohl tut.

Zeigt her eure Zehen

Liebt eure Zehen. Sie sind in so engen Gefängnissen drinnen. In den Schuhen bekommen unsere Zehen in der kälteren Jahreszeit monatelang keine Sonne ab. Viele Zehen sind so verkrüppelt, dass sich Überbeine bilden, die dann operiert werden müssen.

Hol sie da täglich raus – es sind deine Wurzeln

Massiere sie und pflege sie und berühre die Erde – möglicherweise kommen dir dabei die Tränen.

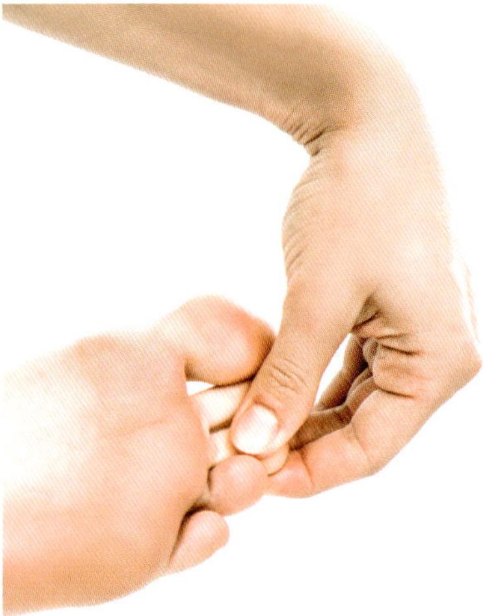

Einen jungen Menschen, egal ob er 17 Jahre oder 117 Jahre ist, erkennst du daran, dass er warme Zehen und Füße hat und einen kühlen Kopf.

Einen alten Menschen, egal ob er 17 Jahre oder 117 Jahre ist, erkennst du daran, dass er kalte Zehen und Füße hat und einen warmen Kopf!

Schenke deinen Zehen, Füßen und Nägeln mehr Beachtung!
Lächle ihnen zu, pflege ihr Aussehen, verwöhne sie – barfuß gehen und Bodenkontakt stärken deine Muskulatur und bringen deinen Körper wieder in Balance.

Lass deine High Heels wieder mal zu Hause stehen, vor allem, wenn du Kopfschmerzen hast!

Die wahrhaft Erlösten zeigen ihre Füße. Nicht als Objekt der Anbetung, sondern weil sie furchtlos geworden sind. Nicht nur, weil sie frei von Ängsten sind, sondern weil sie in Furchtlosigkeit leben, sind ihre Füße absolut rein.

Das Geheimnis der großen rechten Zehe

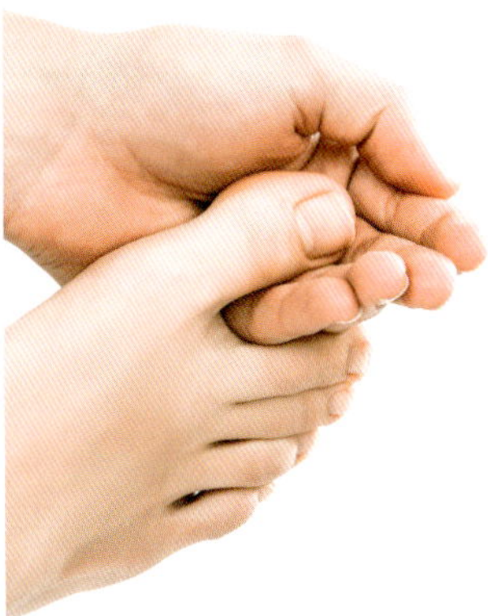

... und auf die große Zehe ihres rechten Fußes ... 2. Mose 29,20
Mit Fuß ist das Verstehen des Lebens gemeint.

Auf der großen rechten Zehe beginnt das Leben!

Bei der Zeugung wird die weibliche Eizelle an der Zehenspitze unterhalb des Zehennagels von der männlichen Samenzelle befruchtet. Hier findet meine Zeugung statt. Bereitschaft zur Inkarnation!

Hier werden die Ursprungsgesetze in Gang gesetzt (Zellteilung, Mitochondrien, Meridiane werden gebahnt) – ein Baby entsteht.

ZELLTEILUNG

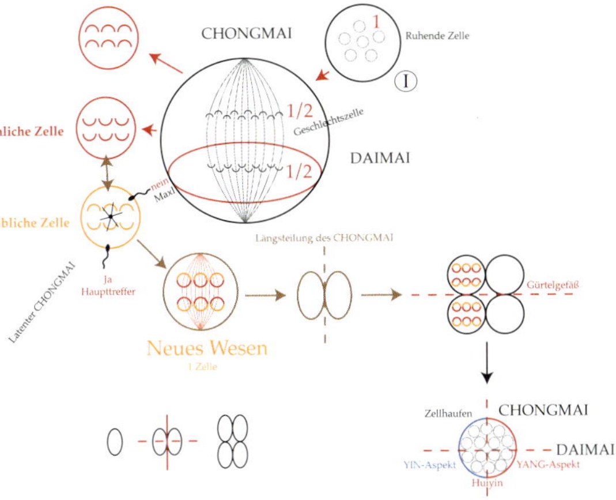

Am großen rechten Zeh ist unser Erdungsdraht angebunden.

Ein wunderbares Begrüßungsritual für Babys:
Berühre die große rechte Zehe.
Der Vater mit dem linken Mittelfinger.
Die Mutter mit dem rechten Mittelfinger
Und sprich: (Name des Babys): *„Du bist willkommen, du bist angekommen. Ich lächle deinem Herzen zu ... Schön, dass du da bist!"*

Danach benetze deinen Mittelfinger mit deinem Speichel und berühre das Dritt-Auge des Säuglings und wiederhole dieses Ritual.

Es hilft bei schreienden Babys, die sich kaum beruhigen! Orientierungslosigkeit und Verzweiflung sind meist die Gründe.
Ich habe zahlreiche Babys an ihrer rechten Zehenspitze berührt und alle wurden deutlich ruhiger oder hörten ganz auf zu schreien.

Bei Schlafstörungen von Babys massiere sanft ihre Nasenwurzeln.

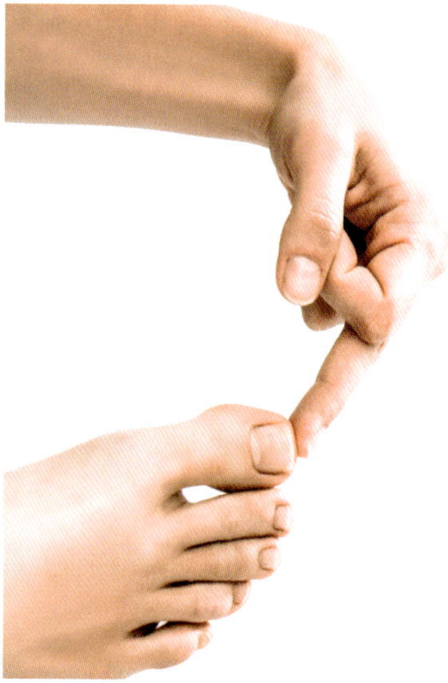

Wir haben 8 sogenannte Wundergefäße (Körperstraßen) in unserem Körper, die sich verschiedener Meridianpunkte bedienen. Diese Wundergefäße haben die Startlinie an dieser Stelle. Durch das regelmäßige Berühren unserer rechten Zehen kommen wir mit Leichtigkeit zu neuen Bestleistungen.

Ich habe an hunderten verschiedenen großen rechten Zehen festgestellt, dass sich an dieser Stelle, wie durch eine Art Schutzschalter – nur über die Berührung – gestauchte, taube, heiße, geprellte und gebrochene Zehen wieder selbst regulierten.

Alle Zellen erinnern sich über die Berührung oder das bloße Denken an die große rechte Zehenspitze, weshalb sie hier sind!

„Meine liebe große Zehe, ich lächle dir zu."

Ich könnte mir vorstellen, dass die Erfahrung, die ich mit einigen Golfspielern gemacht habe, sich auch in anderen Lebensbereichen oder Tätigkeiten günstig auswirkt: Sie konzentrierten sich nämlich vor dem Abschlag auf die große rechte Zehe und stellten sich gedanklich das Gefühl von Wurzeln vor.
Diese Golfspieler sagten mir, dass sie dadurch mehr Stabilität haben und dass es durch das bekannte Verwurzeln der Zehe viel einfacher ist, perfekt Golf zu spielen.

Meine lieben Knie, ich lächle euch zu

Knieprobleme und Stolz gehören untrennbar zusammen.
Die andere Seite ist die Demut.
Willst du fliegen, so lerne knien. In vielen Religionen gibt es ein Ritual der Demut. Die Gläubigen lernen, sich niederzuknien. Ich habe im portugiesischen Wallfahrtsort Fatima viele Frauen und Männer bestaunen dürfen, wie sie auf den bloßen Knien am Asphalt ihre „Sünden" abgebüßt haben. *„Ich vergebe mir selbst!"*
Das Knie ist das wichtigste spirituelle Gelenk.

Überlastung, Unfälle oder Sportverletzungen bis hin zu schmerzhaften Kristallablagerungen durch falsche Ernährung (Übersäuerung) und auch psychologische Ursachen können Knieprobleme verursachen.

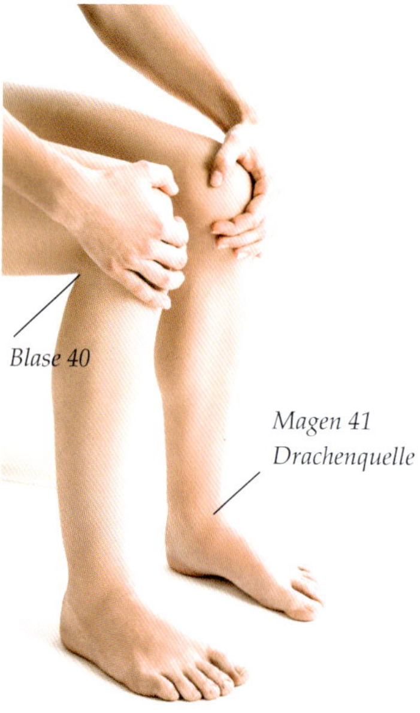

Für die Gesunderhaltung und Regulierung der Kniegelenke empfehle ich euch eine einfache Übung:

- Nimm mit deinen Handinnenflächen beide Knie, links und rechts.
- Unterhalb der Knie haben wir Einwölbungen. Diese nennt man Knieaugen. Umkreise jeweils 50-mal nach rechts und 50-mal nach links deine Knie und Knieaugen und sage dir dabei:
  „Meine lieben Knie,
  ich lächle euch zu."

In der Kombination mit der „Drachenquelle" (männliche Energie), die sich auf der Oberseite des Fußes genau in der Höhle zwischen den beiden Sehnen befindet.

- Drücke hier mit der Mittelfingerkuppe (Fingernägel sind ganz kurz geschnitten).
- Grabe dich in das Grübchen hinein und reibe Richtung Schienbein fest auf und ab. Wenn du auf diesen Punkten empfindlich reagierst, hast du eine Blockade im Knie.
- Durch weiteres Pressieren wird sofort eine wesentliche Verbesserung im Kniebereich erfolgen. Anschließend auch am anderen Fuß pressieren.

Durch dieses anfängliche Schmerzgefühl und Unwohlsein wird ein Wandel zum Wohlsein erreicht (Wohlgefühl stellt sich in den Knien ein).

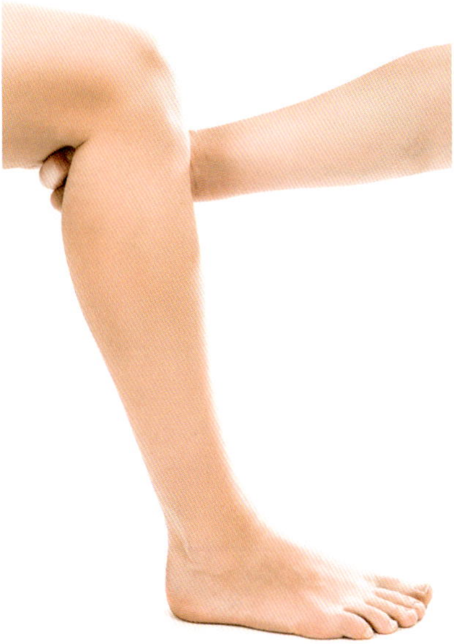

Mit dem Daumen akupressierst du dann noch auf der Rückseite des Unterschenkels am Ende des mittleren Wadenmuskels genau in der Mitte.

Gute Erfahrungen habe ich bei Ischias Schmerzen, Hüftproblemen, Blasen- und Harnstörungen gemacht.

Die Kindheits- und Elternerfahrungen sind ober- und unterhalb des Knies gespeichert. Die Knie sind die Zentrale des tiefen Bewusstseins und dem Tagesbewusstsein nicht so ohne Weiteres zugänglich. Deshalb ist es sehr wichtig, häufig die Knie zu beugen.
Die langen, praktischen Schuhlöffel dienen unserer Trägheit. Würden wir uns beim Schuhe anziehen wieder niederknien ... unsere Knie würden jubeln! Durch das Beugen und Strecken der Knie wird aus der Tiefe herauf Information befördert, Dunkles steigt auf, alte Muster, die mich schrecken.
Das Knie ist ganz entscheidend.
Es ist einerseits der Speicherplatz für übermäßigen Stolz und andererseits für all das, was ich mir selber antue. Was ich mir selber antue, im Sinne von schlecht machen – von „Niedermachen".

Über die Knie lernen wir, demütig zu sein!

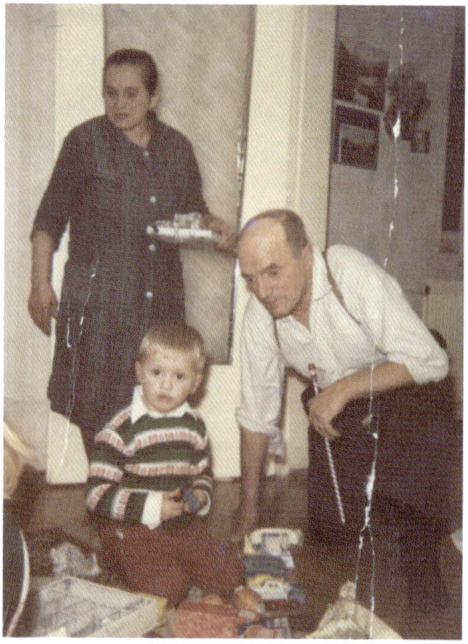

Eine Szene aus meiner Kindheit. Beim Auspacken der Geschenke am Weihnachtsabend knieten wir vor dem Weihnachtsbaum. Auf dem Bild: Oma und Opa – Maria und Franz Wagenleitner

Aus Teilen ein Ganzes machen

Das perfekte Herz

Eines Tages stand ein junger Mann mitten in der Stadt und erklärte, dass er das schönste Herz im ganzen Tal habe. Eine große Menschenmenge versammelte sich, alle bewunderten sein Herz, denn es war perfekt. Es gab keinen Fleck oder Fehler in ihm. Ja, sie gaben ihm recht, es war wirklich das schönste Herz, das sie je gesehen hatten. Plötzlich tauchte ein alter Mann vor der Menge auf und sagte: *„Nun, Dein Herz ist nicht mal annähernd so schön wie meines!"* Die Menschenmenge und der junge Mann schauten das Herz des alten Mannes an. Es schlug kräftig, aber es war voller Narben, es hatte Stellen, wo Stücke entfernt und durch andere ersetzt worden waren. Sie passten nicht richtig und es gab einige ausgefranste Ecken ... genau gesagt ... an einigen Stellen waren tiefe Furchen und ganze Teile fehlten. Die Leute starrten ihn an: *wie kann er behaupten, sein Herz sei schöner?* dachten sie. Der junge Mann schaute auf des alten Mannes Herz, sah dessen Zustand und lachte:

„Du musst scherzen, dein Herz mit meinem zu vergleichen. Meines ist perfekt und deines ist ein Durcheinander aus Narben und Tränen." „Ja", sagte der alte Mann, *„deines sieht perfekt aus, aber ich würde niemals mit dir tauschen. Jede Narbe steht für einen Menschen, dem ich meine Liebe gegeben habe. Ich reiße ein Stück meines Herzens heraus und reiche es ihnen, und oft geben sie mir ein Stück ihres Herzens, das in die leere Stelle meines Herzens passt. Aber weil die Stücke nicht genau sind, habe ich einige raue Kanten, die ich sehr schätze, denn sie erinnern mich an die Liebe, die wir teilten. Manchmal habe ich auch ein Stück meines Herzens gegeben, ohne dass mir der andere ein Stück seines Herzens zurückgegeben hat. Das sind die leeren Furchen. Liebe geben heißt, manchmal auch ein Risiko einzugehen. Auch wenn diese Furchen schmerzhaft sind, bleiben sie offen und auch sie erinnern mich an die Liebe, die ich für diese Menschen empfinde und ich hoffe, dass sie eines Tages zurückkehren und den Platz ausfüllen werden. Erkennst du jetzt, was wahre Schönheit ist?"*

Der junge Mann stand still da und Tränen rannen über seine Wangen. Er ging auf den alten Mann zu und griff nach seinem perfekten jungen und schönen Herzen und riss ein Stück heraus. Er bot es dem alten Mann mit zitternden Händen an. Der alte Mann nahm das Angebot an, setzte es in sein Herz. Er nahm dann ein Stück seines alten, vernarbten Herzens und füllte damit die Wunde in des jungen Mannes Herzen. Es passte nicht perfekt, da es einige ausgefranste Ränder hatte. Der junge Mann sah sein Herz an, nicht mehr perfekt, aber schöner als je zuvor, denn er spürte die Liebe des alten Mannes in sein Herz fließen. Sie umarmten sich und gingen weg, Seite an Seite.

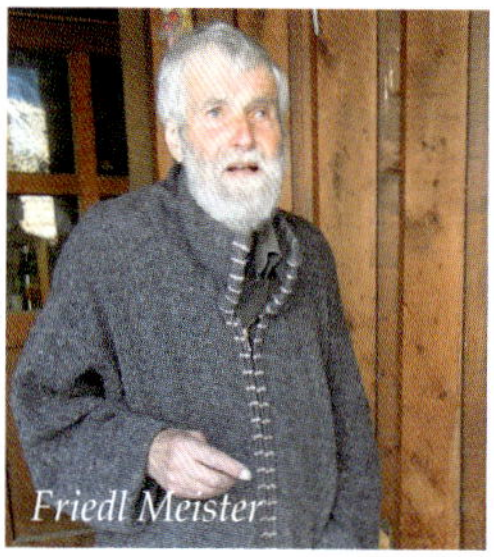

Narben auf dem Körper bedeuten,
dass man gelebt hat.
Narben auf der Seele bedeuten,
dass man geliebt hat.
Unbekannt

Die Zunge spiegelt unser Herz wider

Achte einmal darauf, wenn dir ein besonders sympathischer Mensch in die Augen schaut, was da alles passiert! Dein Gesicht verändert sich zu einem Lächeln, der Mund öffnet sich und plötzlich taucht deine Zungenspitze auf. Das Herz öffnet sich auf der Zungenspitze und es ist ein sehr intensives Signal. Das machen Bundeskanzlerinnen genauso wie Rauchfangkehrer, Vorstandsmitglieder wie Hausfrauen, ...

Das Herz ist der Boss, von ihm geht die Klarheit des Geistes aus. Es schaut, dass alles gut funktioniert. Die Vitalität des Herzens siehst du in den strahlenden Augen.

Das Spiel mit den Fingern ...
... kennst du die verschiedenen Talente deiner Finger?

Das Herz-Mudra kräftigt und beruhigt dein Herz.

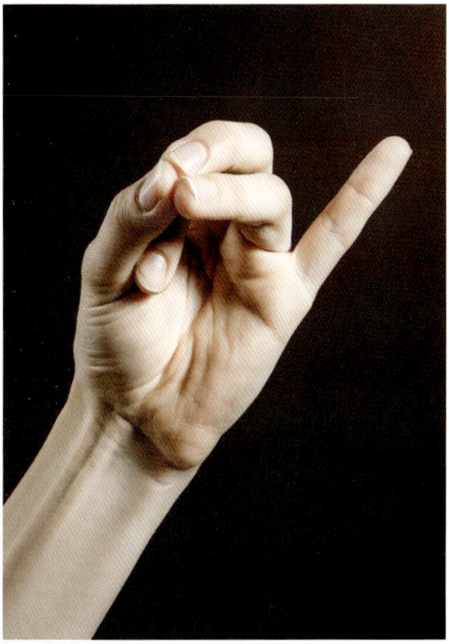

- Berühre mit der Fingerspitze des Zeigefingers das Grundgelenk des Daumens.
- Lege anschließend die Fingerspitzen des Mittel- und des Ringfingers auf die Fingerspitze des Daumens.
- Diese Fingerstellung kannst du sowohl beim Spazierengehen, beim Joggen oder überall, wo du eine oder beide Hände frei hast, üben.

Beim „herzkräftigenden Laufen" habe ich die Erfahrung gemacht, dass der Puls deutlich niedriger ist als beim Laufen ohne diese Fingerhaltung. Die Konzentration auf die Atmung und den Laufrhythmus ist dadurch ebenfalls gestiegen, da durch den geschlossenen Kreislauf der Finger weniger Energie verbraucht wird. Dieses Laufen fördert innere Bilder und öffnet neue Bewusstseinsfenster.

Schmetterlingsübung

Kennst du das Gefühl: „Schmetterlinge im Bauch zu haben"?
... Du wirst sie spüren, wenn du diese Übungen machst ...

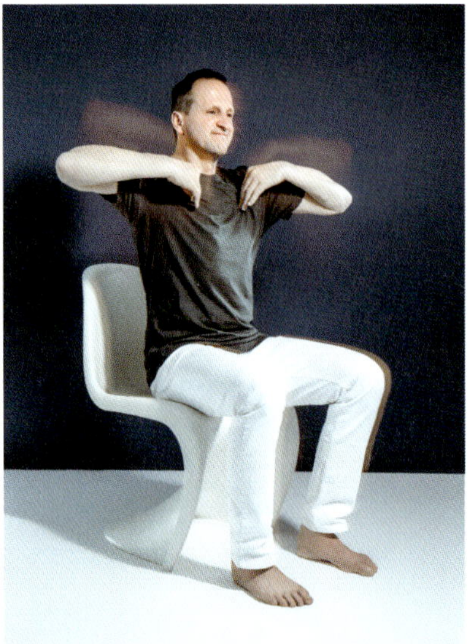

Ich vergebe allen

(Ja, auch dem, der mich verletzt hat ... möglicherweise habe ich es ja zugelassen ...)

- Unter dem Schlüsselbein in der Linie der Brustwarzen berührst du mit beiden Mittelfingern sanft deinen Körper.
- Wie ein bunter Schmetterling atmest du ein und hebst dabei deine Ellbogen zum Himmel.
- Beim Ausatmen drückst du mit beiden Mittelfingern fest hinein und sagst dabei laut: *„Ich vergebe allen"*

Diese Übung ist eine der großartigsten Versöhnungsarten mit sich selbst und der Welt. **Vergebung ist Liebe in Aktion.**
Unser Herz ist das Wahrnehmungsorgan für Liebe und Selbstliebe.

Ich vergebe mir selbst

- Lege beide Hände auf deine Knie.
- Dort, wo die Daumen zu liegen kommen, berührst du ganz liebevoll deinen Körper.
- Atme tief ein – so, als ob du etwas loslässt – und beim Ausatmen drückst du mit beiden Daumen fest diesen Öffnungspunkt, „dem Meer des Blutes."

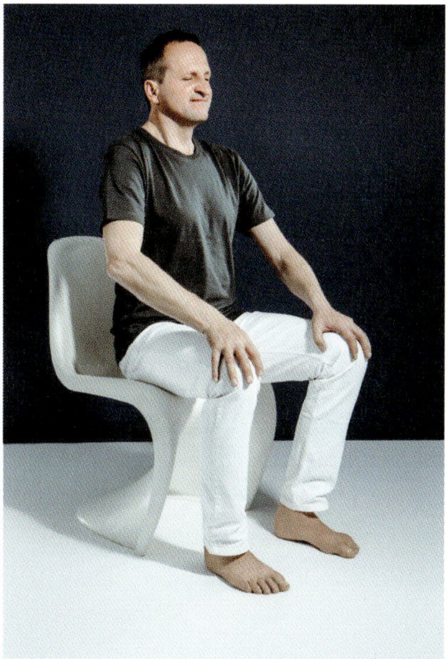

Dabei sagst du laut:
„Ich vergebe mir selbst“
Vergebung heilt,
Vergebung befreit.
Dies wirkt auch, wenn du nicht weißt, was oder wem du vergeben kannst. Tu es einfach, es führt dich zu mehr Lebensfreude und verwandelt deine Umgebung!

Diese Minderwertigkeit, sich selbst schlecht zu machen, Vergleichen mit andern ist hier präsent. *„Fishing for compliments.“* *„Na ja, gar so schlecht war das gar nicht.“ „Was meinst du?“*

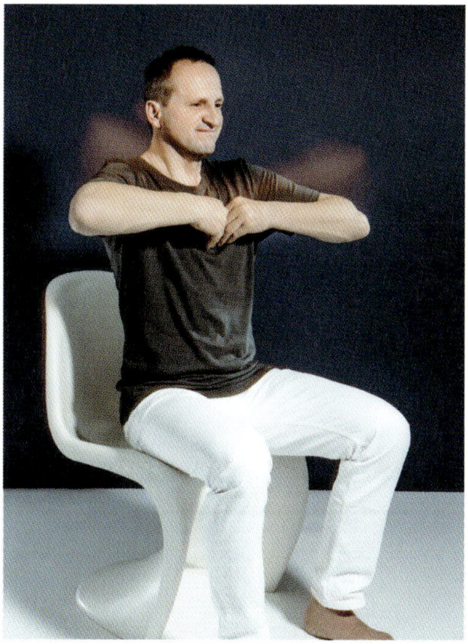

Ich liebe mich

- In der Mitte der Brust am Brustbein hast du eine Höhle. Berühre mit beiden Mittelfingern diese Höhle.
- Atme tief ein und hebe dabei beide Ellbogen Richtung Himmel, so wie ein bunter Schmetterling seine Flügel ausbreitet.
- Beim Ausatmen drückst du mit beiden Mittelfingern fest in diese Höhle. Du sagst dabei laut: *„Ich liebe mich“*

Die Flügel des farbigen Schmetterlings kommen wieder zum Körper. Das wiederholst du 3-mal – morgens, mittags und abends.

Selbst, wenn du dich nicht für wertvoll hältst und du keinen Grund erkennst, dich zu lieben, tue es einfach, du bist vor jeder Wertung gut genug! Diese drei Sätze öffnen dir neue Türen und bewirken Wunder!

Schmetterling flieg ... erlaube dir, auf die Radiostimme deines Herzens zu hören.

1. Mein liebes Herz, ich begrüße dich, ich nehme dich wahr, ich atme in mein Herz
2. Mein liebes Herz, ich lächle dir zu
3. Mein liebes Herz, nimm deinen Raum, deinen Platz ein

Erinnere dich, was uns die Kirche gelehrt hat. Etwas sehr Wichtiges, um uns einzureden, dass wir als Schuldige auf diese liebende Erde gekommen sind!

„Mea culpa, mea maxima culpa“ –
„Durch meine Schuld, durch meine große Schuld“
Bei dieser religiösen Übung wird genau derselbe Punkt verwendet.
Im *„Vater unser“* heißt es ähnlich: *„Vergib uns unsere Schuld“*
So ein Schwachsinn, und Millionen fallen darauf herein, weil wir unsere Worte und Gedanken nicht überprüfen!

Manches Herz nimmt genau aus diesem Grund die Wahrheit nicht auf!

Unser inneres Kind

Wir Erwachsene haben schon viele Erfahrungen gesammelt. Es ist das kleine Kind in uns, das Ängste hat.
Nimm es wieder in den Arm!

Tipp: Klebe auf eine Visitenkarte ein Baby- oder Kinderfoto von dir. Schreibe „Ich liebe mich“ drauf.

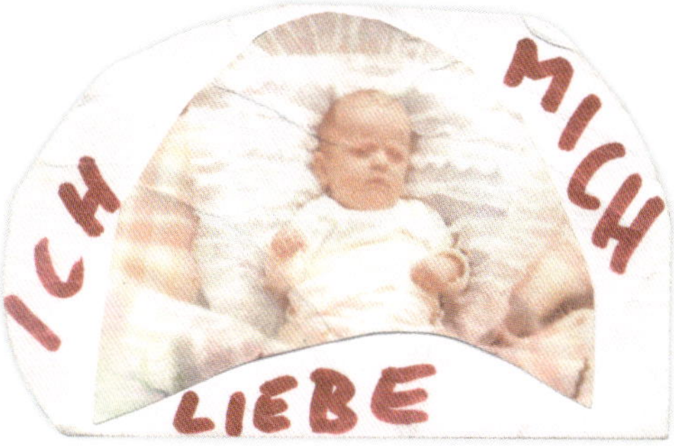

Schneide die Visitenkarte herzförmig aus. Stecke dir diese „Ich-liebe-mich-Karte“ in deine Geldbörse und jedes Mal, wenn du sie öffnest, öffnest du auch das Herz des kleinen Jungen oder des kleinen Mädchens. Es macht etwas mit dir. Es ist die Gala unserer Herzen!

Das Herz mag es ruhig. Nicht auf allen Hochzeiten tanzen.

„Ich bin zur rechten Zeit am rechten Ort mit den rechten Menschen!“
Dieser Gedanke nimmt sehr viel Druck aus meinem Leben. Ich lasse mich vom Leben beschenken. Dadurch kann ich die Möglichkeiten des Augenblicks genießen und anders nützen.

Der Chef meines Vaters war mit über 75 Jahren ein rüstiger, exzellenter Taucher. Es war ein besonderes Erlebnis, wenn er ins Wasser ging. Wir Jugendliche standen am Beckenrand und bestaunten seine Ausdauer. Ich habe nie jemanden gesehen, der so lange ohne Luft auskam. Angetrieben von unserem jugendlichen Ehrgeiz, stellten wir zwar neue persönliche Bestleistungen beim Luftanhalten unter Wasser auf, wir schafften es jedoch nicht annähernd so lange wie unser Vorbild.

Halte einmal fünf Minuten deinen Atem an ... denke fünf Minuten das Gleiche ... fühle fünf Minuten das Gleiche.

Mir ist es nicht gelungen. Ich glaube, wir werden geatmet, gedacht und gefühlt und erzählen uns Geschichten, die uns selbst verletzen.
Um in einen beflügelnden Zustand zu kommen, ist die Grundvoraussetzung das DANKEN für die IST-Situation mit allem, was dazu gehört: Schmerz, Trauer, Wut, Ohnmacht, Eifersucht, Neid ...
Nimm deine persönliche Fernbedienung in die Hand und drücke auf die STOP Taste.

Geh „eine Stunde" ohne Uhr in der Natur spazieren und frage dich: *„Was tut mir gut?"*
Und dann denke dir einfach eine neue Liebesgeschichte aus, wo DU die Verantwortung für Dein Leben mit Freude übernimmst.

Der Glücksgriff

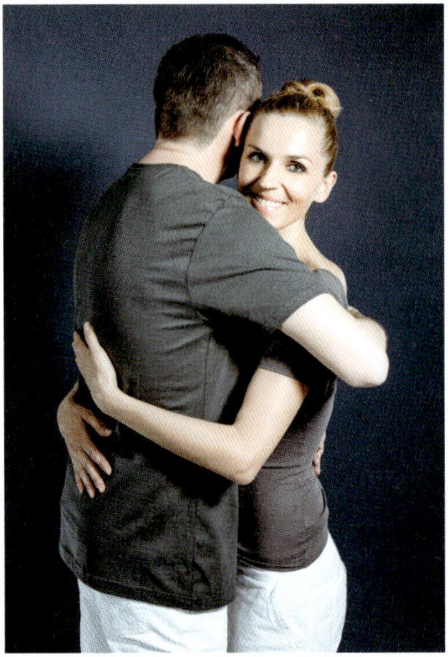

Finde deinen Lieblingsbaum und umarme ihn, wenn sonst nicht gerade wer bei dir ist. Oder frage einfach den nächsten Menschen, ob du ihn umarmen darfst!
Wenn er Ja sagt, ist es ok.
Wenn er Nein sagt, ist es auch ok.
Es gibt mehrere Milliarden Menschen auf dieser Welt, mit denen wir diese Übung perfektionieren können. Manche von uns sind so gefühlskalt, dass ich es empfehlen würde, dies zuerst an Bäumen zu trainieren! Vom Baum Umarmen zum Menschen Umarmen ist es gar nicht weit ...

Das schönste Kleid einer Frau ist die Umarmung eines Mannes, den sie liebt.
Unbekannt

Es ist die schönste Geste unter uns Menschen, die vertraute Steigerung des Handgrußes. Die meisten Menschen trauen sich nicht, obwohl sie sich nichts sehnlicher wünschen als eine Umarmung. Wir haben Scheu, uns zu berühren.
Eine gleichberechtigte Umarmung lässt beide Partner auf ihren eigenen Füßen stehen. Frauen geben beim Umarmen häufig ihre „Wurzeln" (Füße) auf und hängen sich beim Umarmen von Männer an diese dran. Sie stellen sich auf ihre Zehenspitzen.
Wenn der Mann dann weg ist, fallen sie um!

Für uns Männer klingt das vielleicht lächerlich, weil Umarmen oftmals gleich mit Sex übersetzt wird.

„Ein Indianer kennt keinen Schmerz!"
„Weinen ist nichts für richtige Männer!"

Das sind Glaubensmuster, die sich jetzt öffnen dürfen. Sonst laufen noch mehr unserer Sorte umher! Anstatt „Nadelbäume" zu umarmen, laufen wir mit Nadelstreifanzügen um die Wette, die wir später gegen weiße Pyjamas und Infusionen in den Krankenhäusern eintauschen. Dies ist ein Resultat des *„Ich habe keine Zeit"*.
Solange es Krankenhäuser gibt und keine „GESUNDENHÄUSER", verstärken wir den Gedanken der Krankheit!

Ich habe mehrere Lieblingsbäume. Wenn ich ihnen Fragen stelle, antworten sie mir.
Schreib dir drei Monate auf, wofür du dankbar bist. *„Das Leben hat keinen Sinn außer dem, den du ihm gibst"*!

Burnout, Mobbing, Depressionen sind nichts anderes als die Verdichtung unserer dummen Geschichten, die wir uns selbst erzählen und glauben!

Das wissen auch die Ärzte und Therapeuten, davon leben sie. Einige von euch werden jetzt sagen: *„Ja, der Wagenleitner hat leicht reden!"*
Ihr habt recht! Ich erzähle euch eine Geschichte, die mich beflügelt.

Barfuß und energiegeladen

Ich habe zwei wunderbare Töchter. Die eine ist zu einer intelligenten, liebenswürdigen, attraktiven jungen Frau herangewachsen. Ich bin sehr stolz auf SARA. Nicht stolz in Form von Überheblichkeit, sondern stolz, dass sie auf ihren eigenen Füßen getragen wird, und ich sehe meine Aufgabe darin, sie zu unterstützen und DA-ZU-Sein! Das meine ich nicht körperlich. Ich bin da, um meinem Liebling zu zeigen, dass jeder auf seinem Weg glücklich ist.
Ich verrate jetzt ein Geheimnis und offenbare für SARA meine Geschichte!

In Taiskirchen habe ich mit einigen naturverbundenen Menschen den ersten europäischen Barfußlaufweg gegründet. Die Idee zu diesem Weg entstand bei einem Lauf mit meinem Nachbarn Johann Jetzinger. Da ich mir gerne fantastische Geschichten ausdenke, kam irgendwann die Idee der „Olympiateilnahme im Marathon in Sydney". Irgendwie verrückt! Diese Idee hat bewirkt, dass ich mir überlegt habe, wie ich noch schneller, besser, einfacher trainieren kann.
Ich habe mir, ausgerüstet mit Autoanhänger und Schneeschaufel, bei einem Sägewerk Hobelspäne geholt und diese im Wald über die Wurzeln der Bäume auf „meinen Laufweg" geschüttet, damit ich nicht über die Wurzeln stolpere. Es war Sonntag, 05.00 Uhr früh, im August! Dieser Weg war auch die Abkürzung am Nachhauseweg einiger Zeltfestbesucher, die stark alkoholisiert an mir vorbeitorkelten – allerdings ohne Nordic-Walking-Stecken! Die Jungs erzählten natürlich in den Gasthäusern *„Der Wagenleitner spinnt – mit Schneeschaufel und Anhänger!"*

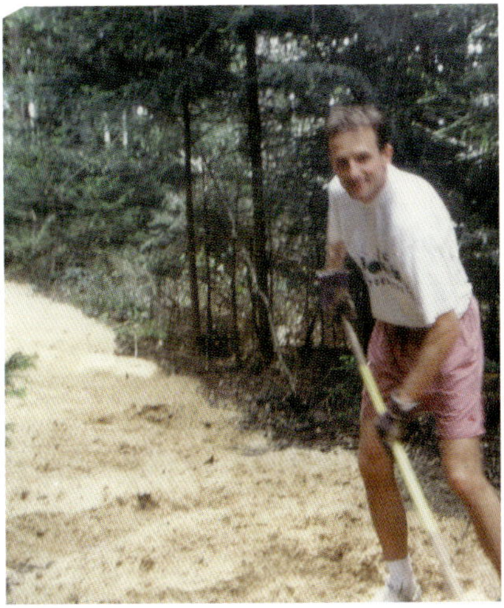

Drei Wochen später habe ich mit anderen naturverbundenen Menschen auf einer Strecke von 3,8 km einen naturbelassenen Weg gezaubert. Sämtliche Landwirte aus Taiskirchen und Umgebung, der Bürgermeister, alle halfen mit! Es wurden Übungstafeln und Holzgeräte aufgestellt, um die körperliche Ertüchtigung bei frischer Luft zu ermöglichen. Die Menschen gehen gern in den Wald und sind begeistert.

Dieser Weg ist nun einer der wunderbarsten, energievollsten Plätze des Innviertels. Von den Jägern haben wir gelernt, wie Tier und Mensch miteinander leben können, danke!

Die drei Bäume

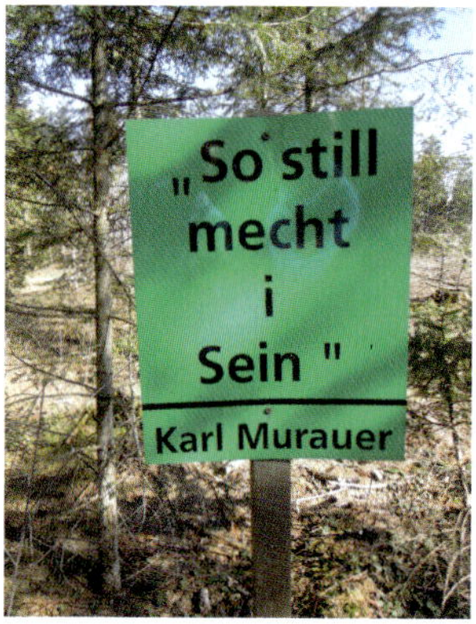

In diesem Wald gibt es viele Bäume, zu dreien habe ich eine ganz spezielle Beziehung. Der erste Baum ist eine Tanne. Dieser Baum war damals eine zierliche, sattgrüne Tanne, die genau auf dem Weg der Laufstrecke stand. Mein Freund und Heimatdichter, Karl Murauer, der auch mithalf, den Weg zu gestalten, grub diesen Baum mit Liebe aus und setzte ihn neben die Laufstrecke. Wir wurden alle sehr ruhig, als wir das sahen. Ich fragte Karl, was er sich dabei gedacht hatte, diesen Baum nicht einfach auszureißen, sondern ihm einen besonderen Platz zu geben? Er erklärte: *„So still möchte ich sein wie dieser Baum."* Es hat mich derart berührt, dass ich diesen Gedanken mit einer Tafel neben dem Baum angebracht habe.

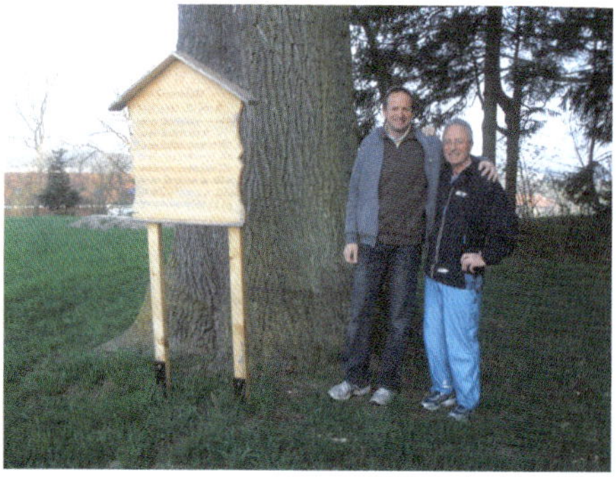

Der zweite Baum ist eine prächtige, mehrere hundert Jahre alte Eiche, die „Sepperl-Eiche". Es ist mir gelungen, diesen Weg mit der Umrundung der Eiche, die ca. einen Kilometer weit weg an einem Waldrand steht, mit der Energie dieses Baumes zu bereichern.

Franz Stopfner – ein von mir sehr geschätzter Freund und Lebenslehrer.

Der dritte Baum bezieht sich auf das Geheimnis mit meiner Tochter. Es gibt eine lebendige, glänzende Buche. Es ist unser Bussi-Baum.

Der Bussi-Baum

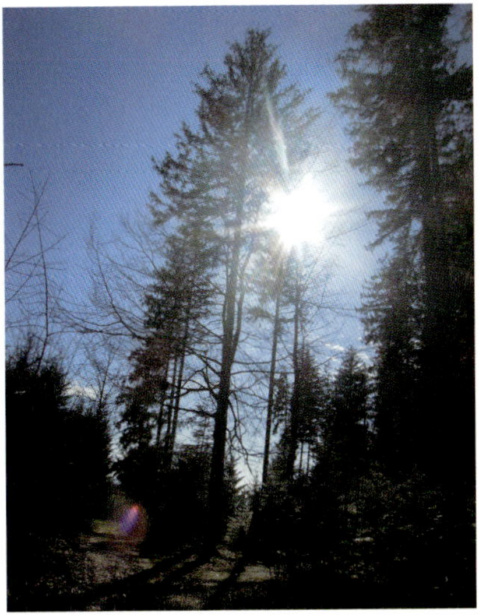

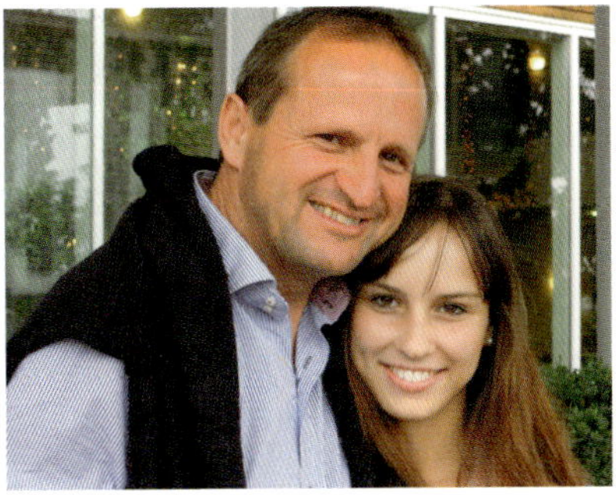

Sara und ich haben einen Spaziergang gemacht. Wir haben die Buche gefragt, ob wir ein Herz und unsere Anfangsbuchstaben in den Baum schnitzen dürfen. Der Baum hat uns zugelächelt! Im Nachhinein hätten wir auch den Grundbesitzer fragen müssen. Sara war damals 9 Jahre jung. Wir haben beide ein Bussi in dieses Herz gegeben. Und immer dann, wenn wir traurig waren oder uns eine dumme Geschichte erzählten, hat mir dieser Baum Trost und Liebe vermittelt.

Doch die Geschichte geht weiter und auch, wenn Unwissende die Zusammenhänge nicht erkennen mögen – es ist, wie es ist! Sara wuchs zu einer jungen bildhübschen Frau heran. Eines Tages fragte sie mich: „Papa, du hilfst so vielen Menschen und du siehst bei anderen, was passiert. Kannst du auch bei mir einmal schauen? Ich wünsche mir so sehr einen liebevollen Freund, der mein Herz berührt." Ich habe mich damals mit meinem Freund, dem „Bussi-Baum", unterhalten und zu Sara gesagt, dass ihr Mann schon auf dem Weg zu ihr ist.

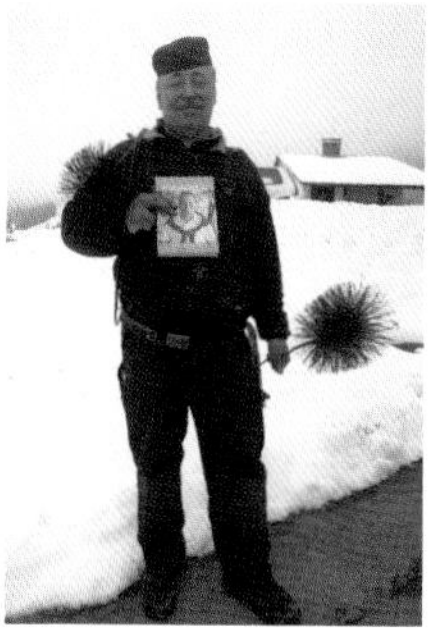

Egal, ob man an Glücksschweinchen, vierblättrige Kleeblätter, Rauchfangkehrer oder andere Glücksbringer glaubt. Einige Wochen nach diesem Gespräch mit Sara erzählte sie mir, dass sie sich in einen sympathischen, freundlichen, tollen Mann verliebt hat. Als sie mir den Namen dieses jungen Mannes sagte, durchströmte mich eine Welle von Freude und ich bekam eine Gänsehaut. Der Vater dieses jungen Mannes hat mit mir damals diesen Laufweg ins Leben gerufen. Und jetzt kommt's: Das weiß auch Sara bis heute nicht und erfährt es nun aus diesem Buch!

Das allererste Mal, als ich den jungen Mann an der Seite von Sara gesehen habe, war er noch ein kleines Kind. Er war mit seinem Papa Walter im Wald und wir haben uns verabredet, um einige Dinge zu besprechen. Exakt an der Stelle, wo unser „Bussi-Baum" steht, durfte ich Raphael, so heißt ihr Lebenspartner, das erste Mal in seine glänzenden, strahlenden Augen sehen. Es freut mich für euch und ich lächle euren Herzen zu! Zur rechten Zeit am rechten Ort!

Meine zweite Tochter: ANNALISA – MEIN GLÜCKSENGERL

Annalisa durfte 22 Stunden leben und begleitet uns als Engel. Bei aller Traurigkeit und in der reiferen Rückschau hat sie mich etwas ganz Spezielles gelehrt.

Es gibt drei Angelegenheiten:

1. Die von Gott
2. Die von Annalisa
3. Die von uns als liebenden Eltern

Danke, liebe Annalisa, dass du mit uns diesen Weg gegangen bist. Es ist nicht unsere Angelegenheit zu entschieden, ob jemand lebt oder nicht. Dies ist die Angelegenheit Gottes oder die des Babys. Meine Angelegenheit ist nur: *„Wie gehe ich mit dieser Geschichte um?"*

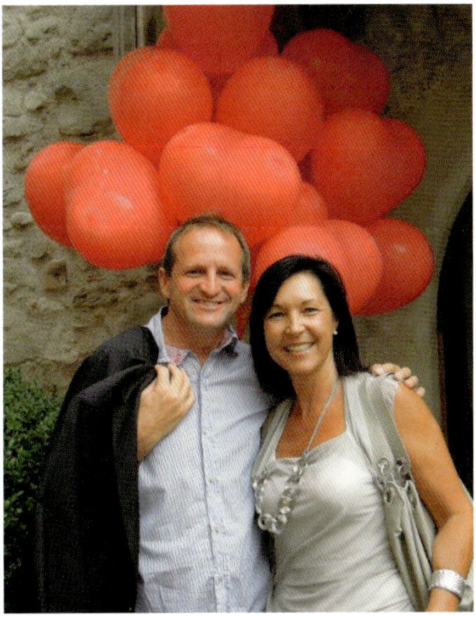

Vor allem danke ich dir, liebe Marion, für deine unbeschreibliche Liebe als Mama, deinen Mut und deine Kraft, dich gegen die Ärzte durchzusetzen und unserem Baby die Lebenschance des „DA SEINS" auf unserem schönen Planeten zu ermöglichen.

Ist es zu kurz, wenn ein Mensch mit 96 Jahren geht oder ein Baby mit 22 Stunden?

Es kommt auf die Qualität unserer Geschichte, die wir uns darüber erzählen, an. Wenn ich nicht bei mir bin, sondern in der Angelegenheit eines anderen, bin ich machtlos, und wer kümmert sich in der Zwischenzeit um mein Leben?
Niemand.
Ich bin ohnmächtig!
Also zurück zu der Wahrheit:

Einatmen – ich liebe mich
Ausatmen – ich bin dankbar
Leben – Sterben
Das ist alles!
Und eine gute Geschichte, die mir dienlich ist.
Wenn du das kapierst, ist das die Abkürzung ins Paradies „Herzlich Willkommen".

Die Herzmassage

Das ist eine sehr liebevolle, erotisierende Partnerschaftsübung, die das Gesundheitsgütesiegel verdient.

Der eine Partner beginnt mit den Händen am Steißbein, entlang der Wirbelsäule nach oben zu streichen. Während der andere in der Mitte der Schultern (das ist unsere „Springbrunnenöffnung“) beginnt, von oben herzförmig nach unten zu streichen, bis zum Steißbein. Dies läuft so ab, dass immer einer mit den Händen oben und der andere unten ist.

Viele Wirbelsäulen sind emotional verstopft. Die verhaltene Wut ist darin gespeichert. Durch diese Übung löst du die Angst, die im Nacken und im oberen Schulterbereich hängt. In diesem Bereich wird all das gespeichert, was dir von anderen angetan wurde.
Angst macht unbeweglich und alt.
Es erzeugt in uns das „KÜHLSCHRANK-WETTER“, Angst haben wir immer vor unseren GEDANKEN. Dankbarkeit löst sie auf.

Nackenschmerzen, Migräne. Das sind Abwehrhaltungen gegen die kosmische Information.
Wenn dir das klar wird, dann hast du es leichter. Denn du hast dann zwar Kopfschmerzen, aber jetzt weißt du, woher sie kommen. Genauso verhält es sich mit der Nackensteife.
Deshalb ist die Berührung am Rücken eine heilige Handlung.

Dankbarkeit ist das beste Mittel gegen alle nur erdenklichen dunklen Seelenzustände.

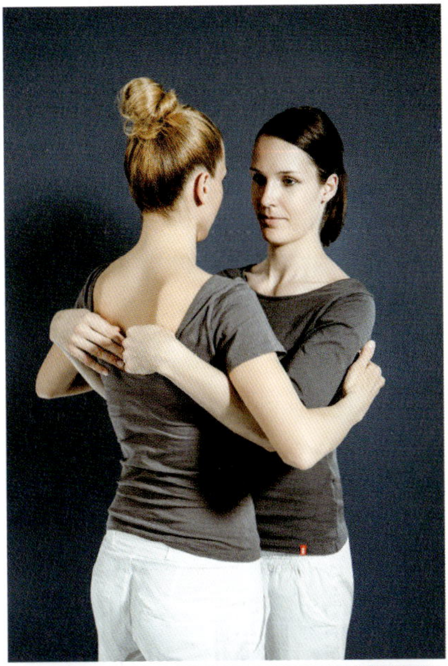

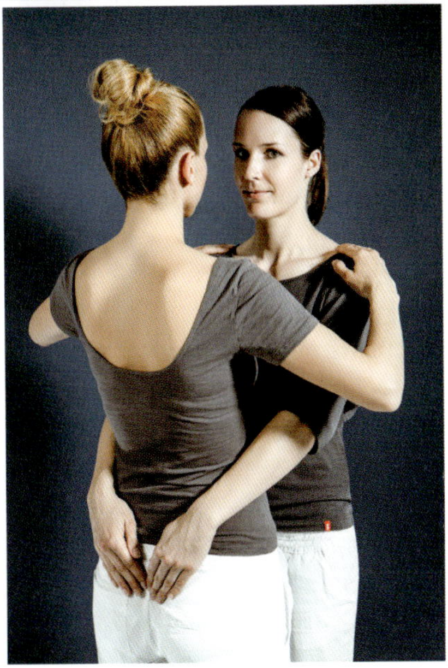

Fünf Herzen warm

Beim vielen Händeschütteln entdeckte ich ein sehr häufiges Phänomen: Auch Menschen, die nicht gerade im Wechsel ihrer Jahre sind, ist es manchmal unangenehm, Hände zu schütteln. Neben der Berührungsangst (in den Fingern ist die Angst gespeichert), schwitzen vor allem auch jüngere Menschen in den beiden Handinnenflächen („Angstschweiß"). Dieses Schwitzen tritt auch in der Mitte der Brust und an den Fußsohlen auf.

„Fünf Herzen warm" bedeutet:

1. Die „fünf Herzen" schauen zum Himmel, die Fußsohlen, die Handinnenflächen und die Brustmitte sind warm. Das ist ein disharmonischer Zustand. Rote Backen, Schwitzen und Schweiß können durch das WUNDERREZEPT des „nierenstärkenden Gehens" wieder regeneriert werden. Darüber gibt es ein eigenes Kapitel.

Die zweite Möglichkeit, die ich kennengelernt habe:

2. Falte beide Hände wie zum Beten und erwärme durch Auf- und Abwärtsbewegung der Handinnenflächen deine Hände.
   Du konzentrierst dich dabei sanft auf beide Mittelfingerspitzen und reibst 24-mal, bis in die Handgelenksfalte der anderen Hand. Dabei werden die Handinnenflächen heiß und gleichzeitig wird der Schweiß an diesen fünf Stellen (Fußsohlen, Handinnenflächen und Brustmitte) harmonisiert.

Unsere Hände sind die Werkzeuge der Augen!

- Mache eine leichte Faust und massiere mit dem Mittelfinger der anderen Hand die Handgelenksfalte des kleinen Fingers.
- Der Daumen massiert den Punkt zwischen Daumen und Zeigefinger der anderen Hand.

Diese Punkte unterstützen dich beim Loslassen von Altem.
Nicht während der Schwangerschaft, diese Übung kann Wehen auslösen.

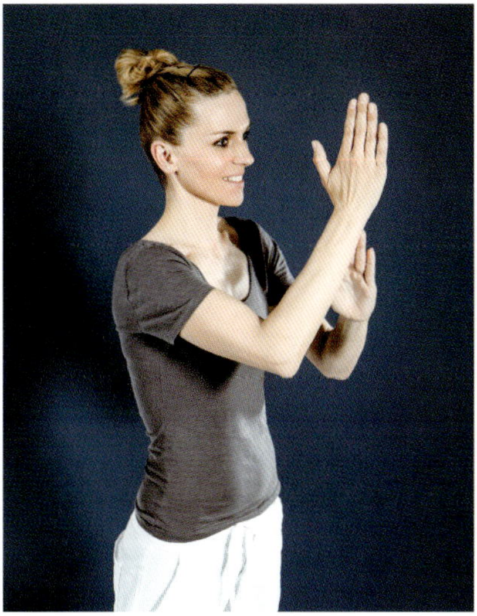

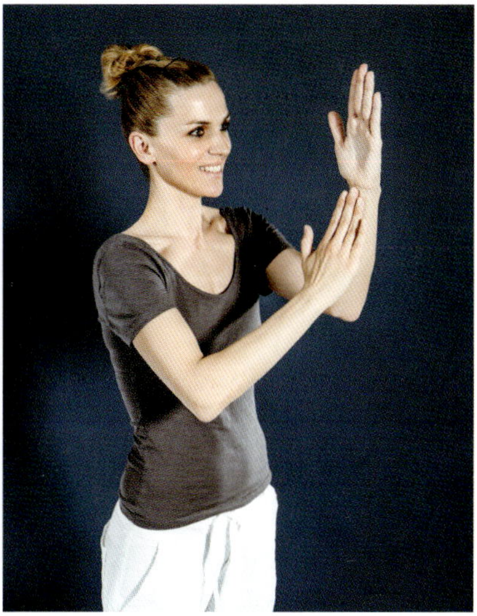

Tolle Erfahrungen habe ich gemacht bei: Nasenbluten, Schwellungen, Schmerzlinderung, verspannten Muskeln und Sehnen, Nachtschweiß, Schmerzen von Hand und Fingern, Tinnitus, Schwindel, Schwerhörigkeit, Augenentzündungen, Tremor, klärt und beruhigt den Geist.

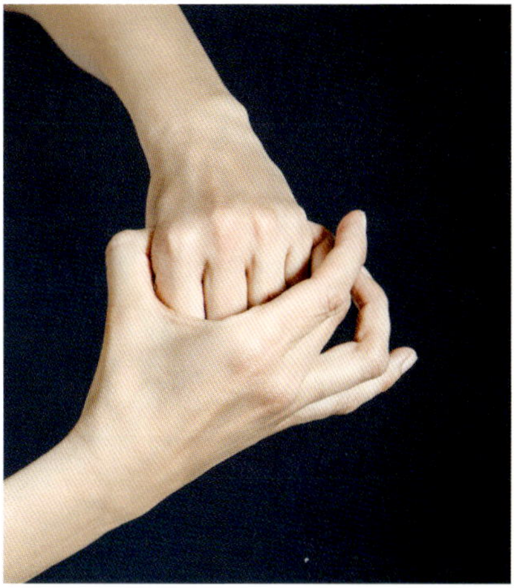

Diese Fingerstellung

- beruhigt den Geist
- Handschweiß wird reguliert
- hilft bei Lampenfieber, Prüfungsangst, Schlafstörungen, Konzentrations- und Merkfähigkeitsstörungen

Bei Hyperaktivität, Zittern in den Händen, Übelkeit und Gastritis habe ich Wunderbares erfahren.

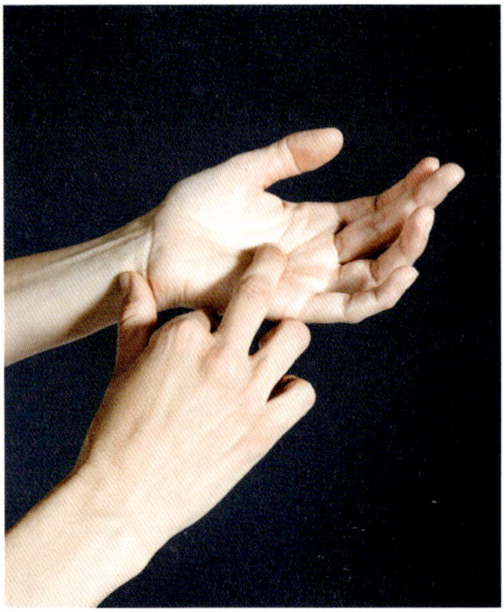

Diese Fingerstellung

- beruhigt deinen Kreislauf und das Zittern verschwindet

Als Kind haben wir mit dem „Kleinen WUZZI-Finger" gespielt. Ein Fingerspiel mit einem Apfelbäumchen, bei dem der kleine Finger die heruntergefallenen Äpfel aufgegessen hat. Dieser Punkt am kleinen Finger beruhigt das Herz und belebt unser Bewusstsein.

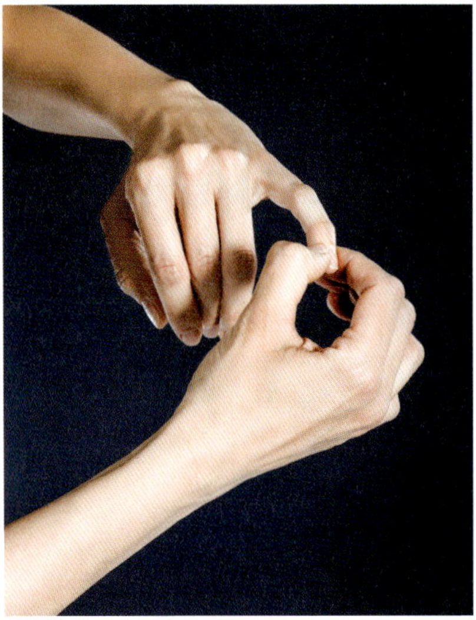

Sehr gute Erfahrungen habe ich bei psychischen und psychosomatischen Störungen, fieberhaften Erkältungskrankheiten, bei Armschmerzen, starker Unruhe und bei Angstzuständen erlebt.

Wenn man nur genug lieben könnte, wäre man der mächtigste Mensch der Welt.
Unbekannt

Setz dich zu mir

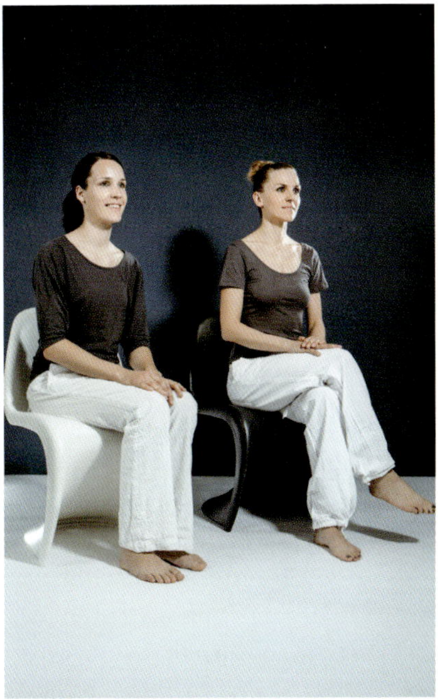

1. Viele Frauen nehmen sich durch die überkreuzte Sitzhaltung viel von ihrer natürlichen Ausstrahlung und Vitalität.

2. Wir Männer sitzen normalerweise mit geöffneten Beinen (in unserer „Präpotenz") den Damen „GEGENÜBER" und schauen ihnen unter den Bauchnabel.

3. Durch diese Schutzhaltung der Damen wirken sie auf uns Männer meist noch erotischer und wir sehen sie häufig nur als Sexobjekte und nicht als Frauen.

4. Da sie nicht beide Beine auf der Erde stehen haben, nehmen sie sich selbst viel Energie von der Mutter Erde und entwurzeln sich dadurch. Sie erhalten natürlich auch nicht die volle Information.

5. Die überkreuzte Haltung wirkt sich sehr nachteilig auf die Blase und die Niere aus und schwächt das gesamte Immunsystem.

6. Ich empfehle euch daher, beide Beine auf dem Boden zu lassen und als möglichen Schutz einfach das Becken und die Beine aus der direkten Blickrichtung des Mannes zu drehen.

Glücksbewegungen – „Stehen wie ein Baum“ Nur wer Wurzeln hat, kann fliegen.

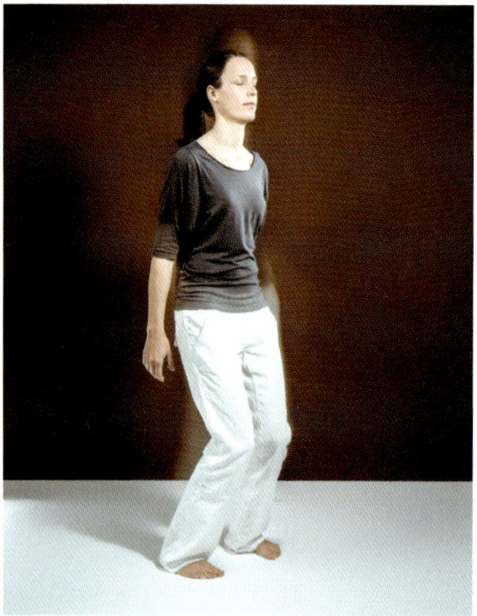

- Stelle dich auf deine Zehen und lasse dich auf deine Fersen fallen (Erschütterung)
- Bei dieser Übung stehen wir nicht auf unseren zwei Füßen, sondern auf dem Boden.
- Lass das großzügige Gefühl von Wurzeln entstehen. Dadurch wird Balance, Halt, Stabilität und fester Stand entwickelt.
- Du stellst dir vor, dass unsichtbare Fäden vom Himmel dich halten und ausschütteln.
- Du beginnst über Hüften oder Knie zu vibrieren. (Über 72.000 Nervenkanäle!)

Dieses Zittern kommt aus der individuellen Absichtslosigkeit.
Lass all die Bewegungen zu!
Achte darauf, dass du einen guten, verwurzelten Stand beibehältst.
Wenn dieses Zittern zu stark wird, beruhige dich wieder und sage dir: *„RUHIG“*

Stell dir vor, du bist ein Baum, der gut verwurzelt ist und sich oben bewegt. Die Wurzeln sind sehr stark. Das Wurzelwerk ist auch so eine unbekannte Zone. Wir sehen vom Baum den Stamm, die Äste, die Blätter. Von den Wurzeln sehen wir eigentlich sehr wenig. Alles beim Wurzelwerk ist im Unbewussten – deswegen stehen auch die Wurzeln für

den unbewussten Bereich. Wenn wir von einem Haus träumen, ist der Keller der unbewusste Bereich. Interessant, wenn wir im Traum in den Keller hinunter gehen – dann ist der Zugang zu unseren Tiefen, dem Unbewussten, schon eingeleitet. Was wir dann erleben, ist wesentlich und aufzuarbeiten. In Träumen, die tiefer gehen, spielen meistens Keller oder Höhlen eine wichtige Rolle.
Durch diese Glücksbewegungen „Stehen wie ein Baum" werden wir sensibler für unsere Träume und können diese dann besser deuten!

Durch die Wurzeln bekomme ich wieder Kraft.

Durch die Glücksbewegungen tauchen Glücksfragen auf.

Glücksfrage Nr. 1:
Welche Methoden gibt es, um glücklich zu sein?

Glückstagebuch schreiben – schreibe täglich 36 Dinge auf, für die du dankbar bist. Das verändert deine Stimmung, deinen Fokus und Dein Leben.

Glücksfrage Nr. 2:
Was ist das 1 Million Euro-Geheimnis?

Stehen wie ein Baum, verwurzeln, umarmen und dann zuhören.
Nach und nach lernen, dass du aus den Wurzeln herauskommst.

Glücksfrage Nr. 3:
Wer ist zuständig für das Glücklich sein?

DU!!!

Der kosmische Stecker

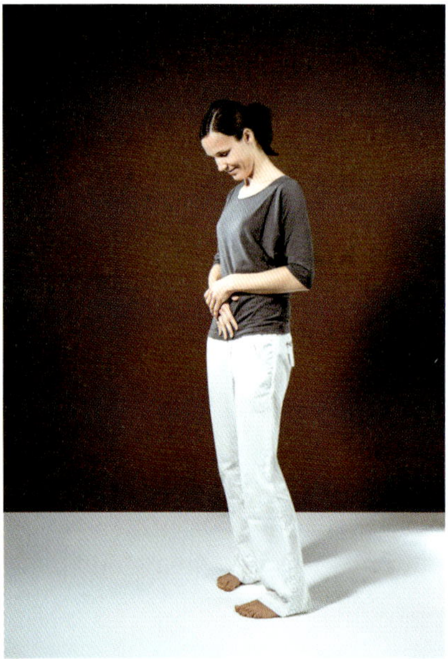

Die Vertrauensübung

- Stelle dich schulterbreit auf die Erde, die Zehen lächeln sich zu. Du lässt das Gefühl von Wurzeln in deinen Füßen entstehen.
- Lege deine Handinnenfläche auf den Bauchnabel. Der Daumenballen liegt wie ein kosmischer Stecker auf dem Bauchnabel. Die Frauen nehmen die rechte Hand zuerst. Die Männer die linke Hand.
- Die zweite Hand legst du so drauf, dass die Mitte zum Bauchnabel zeigt.
- Nun sagst du: *„Mein lieber Magen, danke, dass du mir Vertrauen lehrst."* (3-mal)
- Diese Übung wirkt bei Sorgen und beim Grübeln.

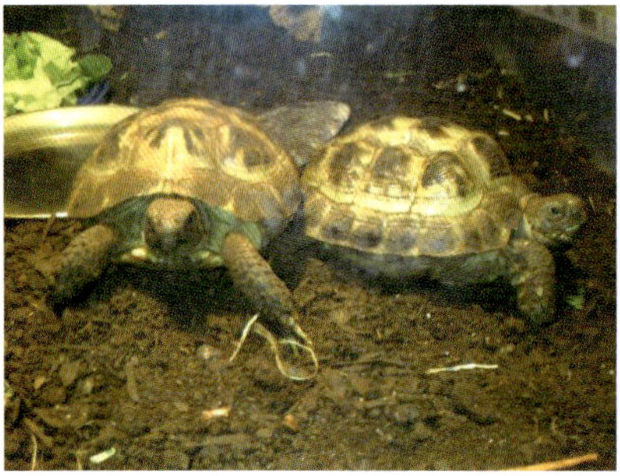

Die Schildkrötenübung

- Kreise wie eine Schildkröte, die ihren Kopf aus dem Panzerhaus streckt, mit deinem Kopf. Beginne Dein Kinn zu strecken (jeweils 8-mal)
- nach vorne, nach unten
- nach hinten, nach oben

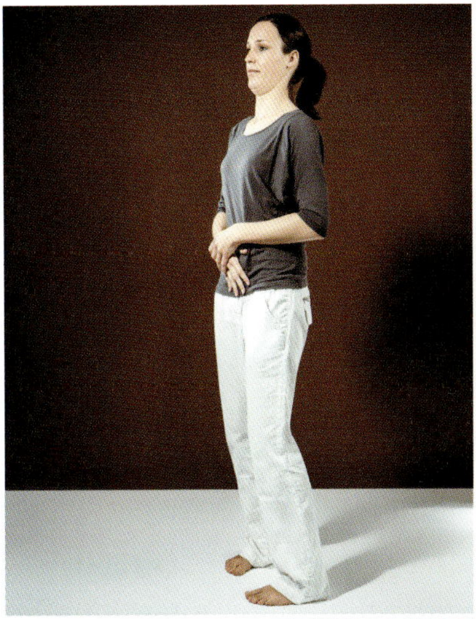

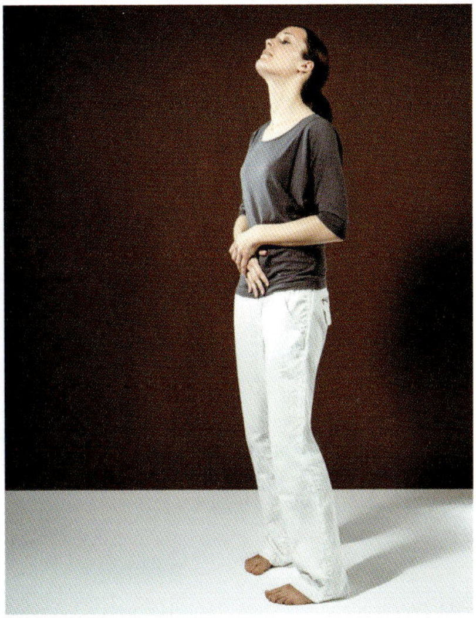

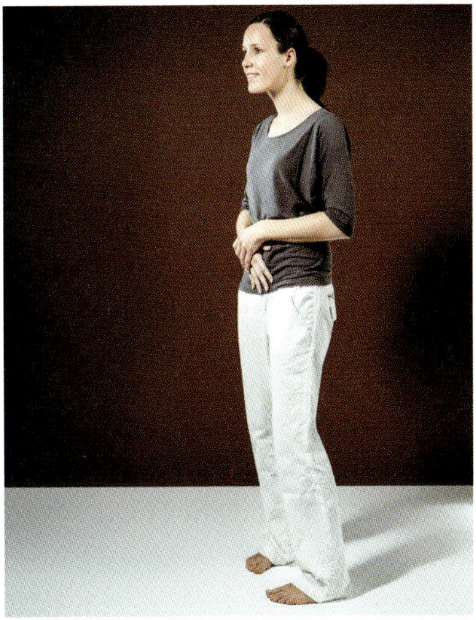

Durch diese Übung verschwinden immer wiederkehrende, stressauslösende, belastende Gedanken.

Es kommt zur Turbo-Zellerneuerung.

Dabei darfst du dir zulächeln!

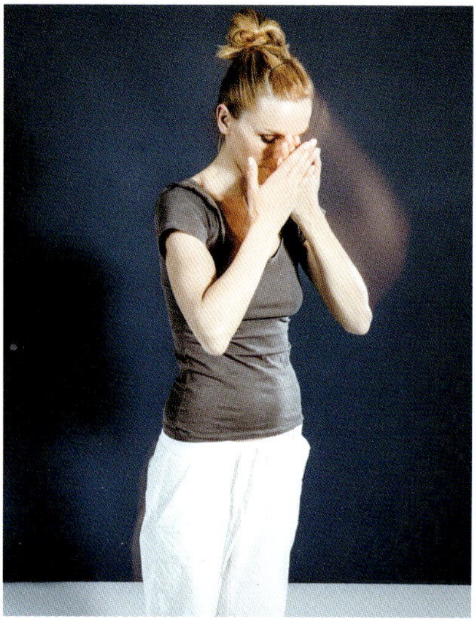

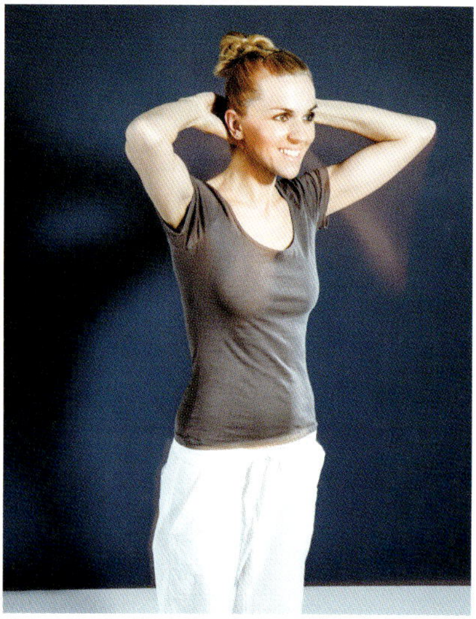

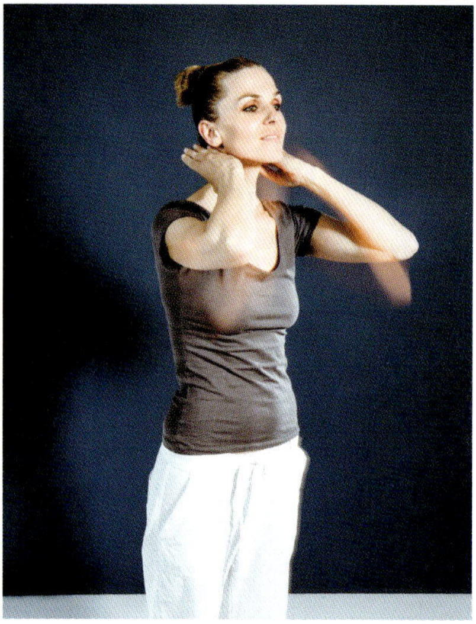

Die Schildkröte öffnet den Panzer

1. Du kreist mit deinem Kopf weiter wie in der Schildkröten-Übung siehe Seite 70 und 71. Mit den Händen berührst du Dein Gesicht so, als ob du es wäschst.
2. Umkreise mit den Daumen deine Ohren und stelle anschließend deine Handkanten auf.
3. Ziehe die Hände entlang vom Unterkiefer zum Kinn nach vorne und beginne erneut.

Wiederhole diese Übung 7-mal.
Mit diesen Berührungen öffnest du deine Himmelsfensterpunkte, die dir deine Bewusstseinsklarheit erhellen.

Der Hochzeitsgast im Bregenzerwald

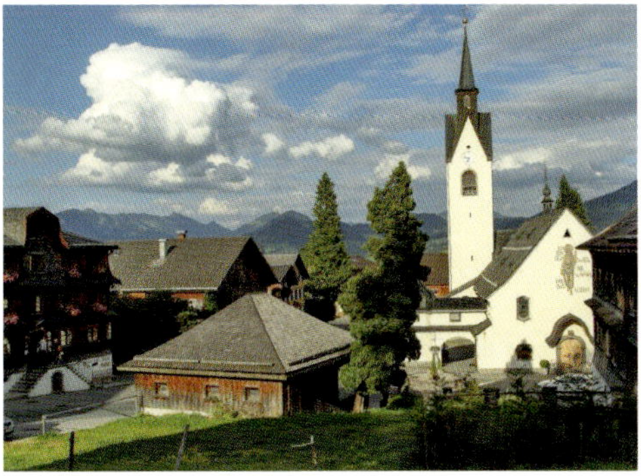

An einem wunderschönen sonnigen Samstag war ich zur rechten Zeit am rechten Ort.
Eine Wälder Hochzeit, viele Leute, und ich klingle bei der Bräutigam-Mutter. Ganz aufgeregt sagt sie mir: *„I hab jetzt keine Zeit, da Bua heiratet in zehn Minuten, komm am Montag wieder. Und außerdem ist mein Gast noch auf der Toilette, er hat so starken Durchfall, dass er sich nicht traut, mitzugehen ... ‚woasch eh' ..."*
Ich: *„Sag ihm, er soll schnell kommen, das haben wir gleich!"*

Gesagt, geholt! Der ganz blasse Hochzeitsgast steht vor mir, krempelt sich seine Anzugshose rauf, ich drück ihm den „Hosenscheißerpunkt" ... er bekommt innerhalb von Sekunden wieder seine Normalfarbe zurück. Er sagt mir, dass jetzt auch das Durchfallgefühl weg ist und er sich auf die Hochzeit freut. Am Montag erzählt mir die Hochzeiter-Mama von der schönen Hochzeit und dass der Gast keinen Durchfall mehr hatte.

Dieser Punkt befindet sich etwa 10 cm unterhalb der Kniescheibe gleich neben dem Schienbein. (auf der Aussenseite)
Drücke auf beiden Seiten mit dem Daumen kräftig auf diesen Punkt, während du zugleich mit der Hand die Wade massierst.

- Bei Ermüdungserscheinungen wirkt dieser Punkt wahre Wunder
- Periodenschmerzen
- Schwangerschaftserbrechen
- Verdauungsstörungen

Das Kreuzbein

Das heilige Bein, der heilige Knochen

Das Kreuzbein kontrolliert alle Knochen und das gesamte Knochenmark. Es reguliert die Produktion von roten und weißen Blutkörperchen. Im Kreuzbein ist das gespeichert, was uns am Weiterkommen hindert.

Weiße Blutkörperchen wirken als Lymphzellen. Wenn das Blut voller QI ist, wird es leichter und beweglicher.
Negative Gefühle machen das Blut dickflüssig und säurehaltig.
Blutkörperchen eines gesunden Organismus leben bis zu 10-mal länger als vergleichbare Zellen aus einem kranken Körper.

Aus dem Mark bilden sich die Knochen, das Knochenmark, das Rückenmark, das Gehirn, das Blut und das gesamte Nervensystem.

Das Skelett des Kreuzbeins hat 8 Knochenöffnungen auf jeder Seite 4, wie „Nasenlöcher".

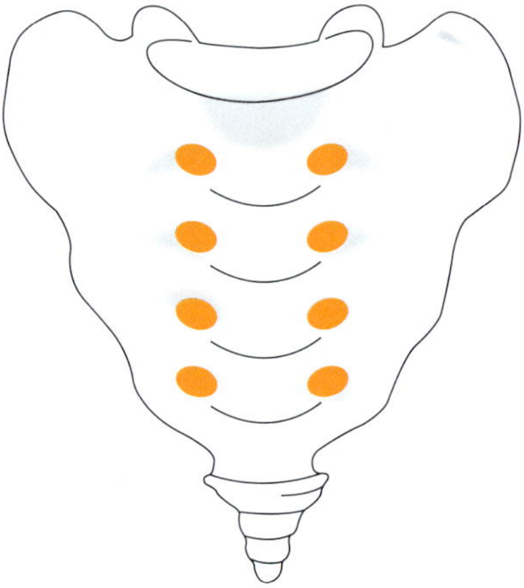

- Über diese Atmung durch die 8 Knochenöffnungen wird gedanklich „orange" Luft eingeatmet. Dabei wird die Luft über die Wirbelsäule nach oben über den Kopf bewegt.
- Beim Ausatmen lenkst du die Atmung wieder nach unten, während du in deine Füße sinkst.
- Diese Atmung wiederholst du 12-mal.

Berühre mit einer Hand Dein Schambein und mit einer Hand das Kreuzbein. Lausche mit beiden Händen in sie hinein.

Lege beide Hände seitlich auf das Kreuzbein und reibe, vom Steißbein beginnend, mit beiden Händen 81-mal auf und ab.

Meine lieben Knochen, ich lächle euch zu.

Lustige, lachende, glückliche Knochen produzieren gesunde, vitale, rote und weiße Blutkörperchen!

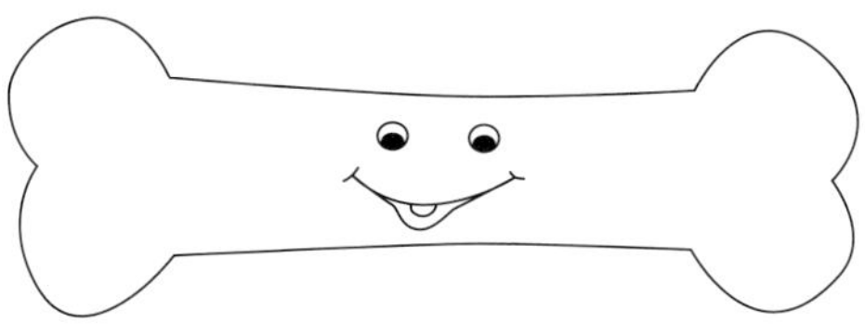

Unsere Antennen

Die Vitalität der Nieren sieht man in den Haaren. Die Kopfhaare werden von der Kraft der Nieren ernährt. Lässt die Kraft der Nieren nach oder erschöpft sie sich, wie beim älteren Menschen, so kommt es zu Haarausfall, Grau- oder Weißfärbung!

Achte einmal bei Sportlern auf die Kopfhaare:
Bei Marathonläufern verbraucht sich diese Essenz der Nieren besonders stark und du wirst kaum einen Läufer über 30 Jahre finden, der nicht Glatzenansätze oder graues, dünneres, strähniges Haar hat.

Nierenstärkendes Gehen ist hier besonders zu empfehlen, da es sehr regenerativ wirkt als Ausgleich zu den vielen Lauftrainings-Kilometern und eine hervorragende Muskelenergieübung ist.

Unsere Haare und Nägel haben eine tiefe Verbindung zu unseren verschiedenen Organen und Muskeln. Sie sprechen mit unseren Organen, den Sehnen (Blut) und unseren Zehen.

- Die Augenbrauen und Fingernägel plaudern mit den Sehnen und den Nieren.
- Der Bart mit den Nieren.
- Die Schamhaare und Nasenhaare mit den Lungen.
- Die Achselhaare mit der Milz.
- Die Schamhaare und Achselhaare haben eine ganz starke Verbindung zur Erde.
- Die Haare an den Beinen mit unseren Muskeln.
- Über Haaranalysen kannst du alles über deinen Körper erfahren.
- Die Gänse- oder „Hühnerhaut“ zeigt im Außen den direkten Draht zur Niere.

Das Unbeschreibbare wird sichtbar!
Unsere Haare sind unsere Antennen!

Deshalb empfehle ich allen Friseuren einen achtsamen Umgang mit den Haaren. Vor allem, weil in den Finger-Zwischenräumen die Angst gespeichert ist. Wenn nun eine Friseurin voller Angst ist, darfst du dich nicht wundern, wenn du über deine Antennen ihre Angst spürst.

Ich achte bei der Auswahl meiner Friseure auf eine vertraute Person und lass meine Haare mitentscheiden, wer diese berühren darf!

Die Haare sind etwas ganz Besonderes. Erinnert euch daran, dass Maria Magdalena Jesus mit ihren Haaren die Füße gewaschen hat.

Haare öffnen uns … und da meine ich nicht nur die Schuppenschicht beim Haare waschen.
Ein guter Balsam schließt diese Schicht wieder und schützt unsere Haare.

Es ist immer die richtige Zeit, um das Richtige zu tun.
Martin Luther King

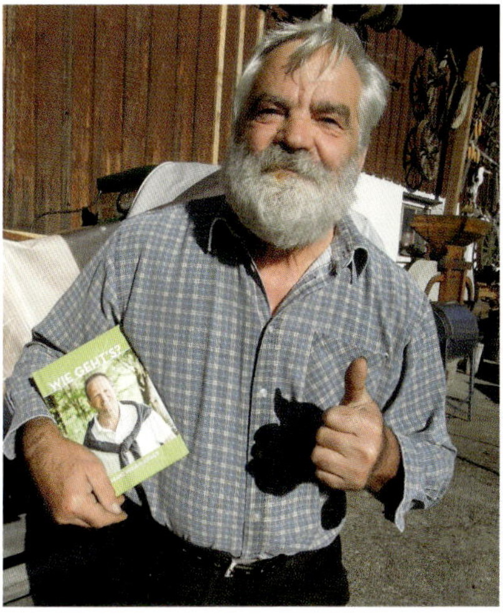

Die Speisekammer in unserem Körper
Wo sind welche Emotionen gespeichert?

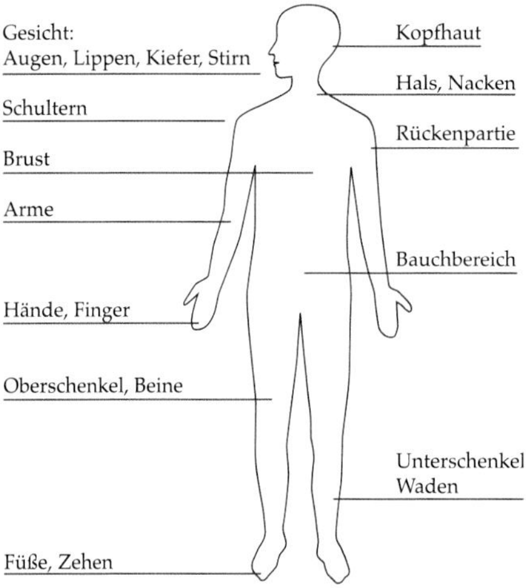

Körperspeicherplätze:

Im physischen Körper, vom Energiekörper her kommend, werden alle negativen Erfahrungen und Geisteshaltungen an bestimmten Plätzen gespeichert. Das, was ich mir selbst angetan habe, womit ich mich selbst strafe.

Auf der vorderen Seite:

Linke Seite: Gefühlsebene, Zentrum der Zärtlichkeit

Rechte Seite: intellektuelle, geistige Ebene, kreative Erkenntnis bis zur Erleuchtungsfähigkeit. Die Erleuchtung wird über die „Übung der Zärtlichkeit" trainiert. (siehe Seite 119)
Auf beiden Seiten sind Zweifel und Selbstzweifel gespeichert.

Schlüsselbein: Zweifel
Schultern: Schuld
Beides sind todeszentrierte Kräfte

Lendenwirbelbereich hinten: alles, was uns an unserer Entwicklung hindert

Kreuz: verhaltene Wut

Hüfte: seinen Platz in der Welt finden, Orientierung in seinem Leben, nach innen.

Ellbogen: geäußerter oder nicht geäußerter Groll / das Nicht-Vergeben können. Mit dem Ellenbogen zeige ich meine ganzen miesen Sachen.

Knöchel: Verachtung seiner Selbst, weil man im Leben etwas nicht geschafft hat, was man sich vorgenommen hat

Hinter den Knöcheln innen und außen: hier bricht Licht aus, es leuchtet. Sprunggelenk und Knöchel sind eine der hellsten Stellen am Energiekörper. Nur die Angst kann sich da hinderlich auswirken.

Wangen: Täuschung, Enttäuschung

Vorne Brust/Herz: Verletzungen, die man sich selber zugefügt hat

Hinten Herz: Verletzungen durch andere

Hände: Tagesbewusstsein, Ratio; Hand kann segnen, heilen oder zerstören

Innenhand: gibt Informationen ab

Fingerspitzen: nehmen Informationen auf

Handgelenke: Selbstwichtigkeit (Autoimportanica) reduzieren, Zornregulierung
Links: Selbsterniedrigung, heute gebe ich nur 50 %, aber wenn ich einmal richtig „Gas“, geben würde, dann ...
Rechts: erkennen „es ist, wie es ist“

Fußsohlen: sind unsere heiligsten Zonen
Von den Zehen bis zur Ferse haben wir die Zeit von der Zeugung bis zur Geburt gespeichert.
Die Fersen sind die Annahme unserer leiblichen Geburt

Unterschenkel: kollektives Unbewusstes, Tiefenbewusstsein
Oberschenkel: individuelles Unbewusstes, persönliche Geschichte, Aktuelles, von Geburt an.

Fingerspitzen bis Ellbogen: Tagesbewusstsein

Zehen bis Knie: Tiefenbewusstsein, Traumbewusstsein

Zwischen den Fingern und in den Fersen ist die Angst gespeichert. Z.B. wenn ein Baby mit den Füßen zuerst ankommt und nicht mit dem Kopf, wird es keinen Kopfsprung ins Wasser wagen. Angst vor dem Wasser!

Kalte Füße und Zehen führen zu Störungen – dies kann zu Bandscheibenveränderungen führen. Auch Gichtfinger und Rheuma sind solche Störungen.

Fingerverdickungen: Frauen fühlen sich nicht angenommen, Ablehnung der Kommunikation, was ist die Wirklichkeit?

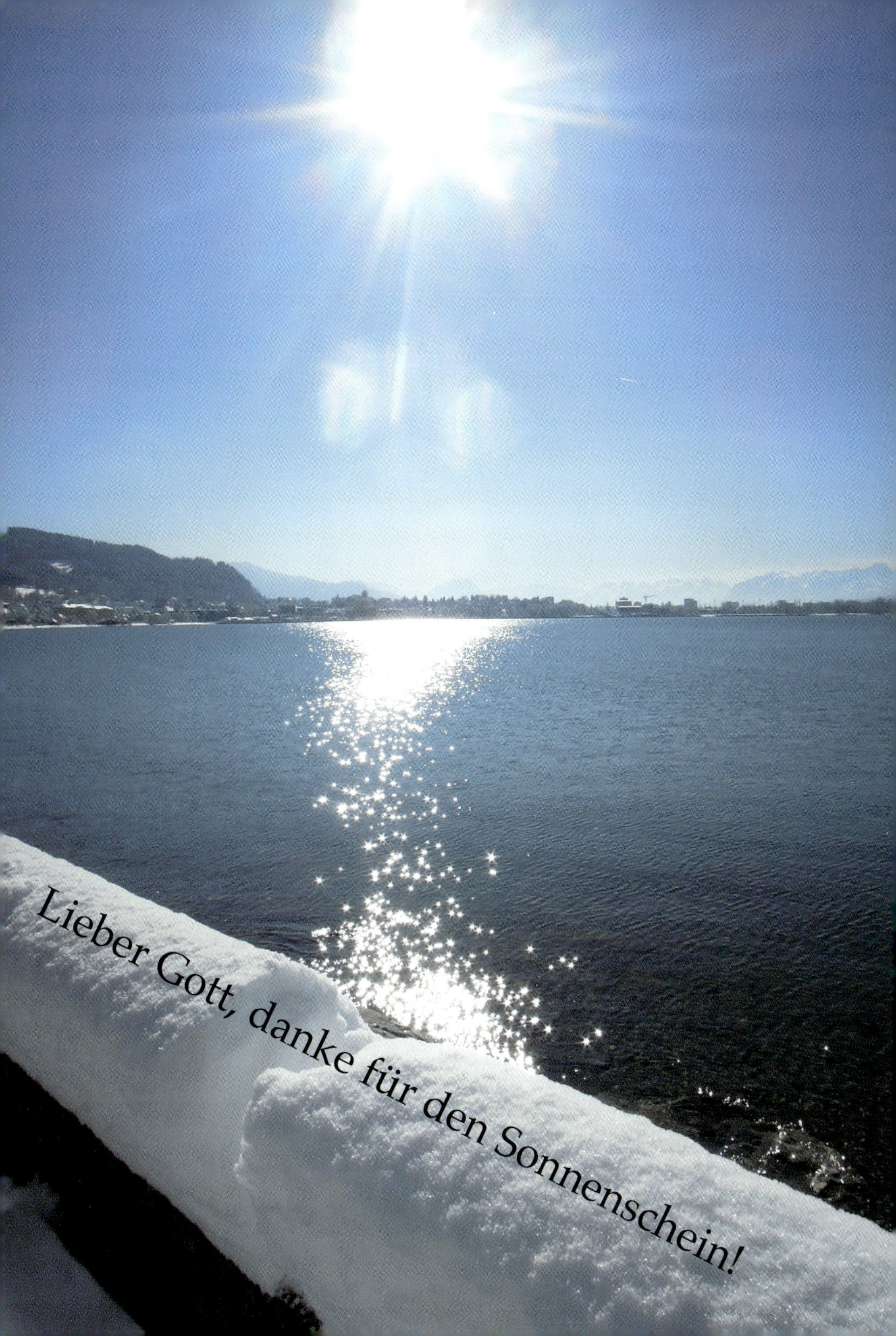
Lieber Gott, danke für den Sonnenschein!

Nierenstärkendes Gehen

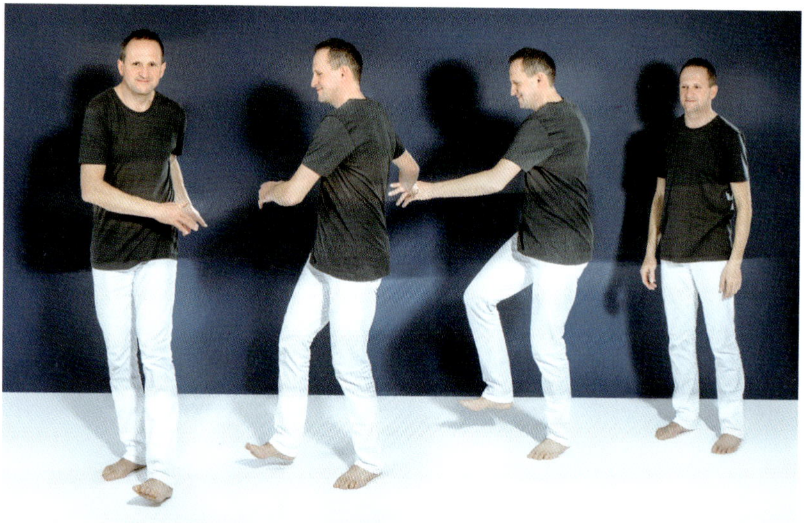

SO KANNST DU DEINEN LIEBEN NIEREN GUTES TUN.

Die Niere ist die Kaiserin im Körper. DIE MAMA! Wenn es unserer Mama zu Hause gut geht, ist sie großzügig, tolerant, liebevoll.

Die Wohnung des Willens ist die Niere

Es geht der Niere dabei nicht nur um Durchsetzungsvermögen, sondern um eine klare Zielformulierung im Leben und das Erreichen und Durchhalten, auch gegen innere und äußere Widerstände.
Ist die Nierenenergie schwach, kommt es häufig schon bei den kleinsten Hindernissen zu Entmutigungen auf dem Weg zu den gesteckten Zielen, die dann nicht erreicht werden.

Das Ergebnis = Resignation

Menschen mit schwacher Nierenenergie versuchen, die anderen durch demonstrative Schwäche und die Opferrolle, die sie einnehmen, zu erpressen.
Diese „TU NUR, WAS DU WILLST, ABER …-Menschen“ sind mit starker Unruhe und geringer Belastbarkeit in ihrem Gepäck unterwegs.

Ihr größtes Ziel: Ich wünsche mir MITLEID!
Darauf fallen natürlich viele Zeitgenossen herein.
Die Niere öffnet sich in den Ohren.

Eine ganze Industrie lebt von Hörgeräten, da im Alter die Nierenenergie abnimmt und die Hörschwäche zunimmt. Dies führt häufig zu Schwindel als Ausdruck einer Innenohrstörung.
Alle inneren Organe haben eine YIN (weibliche) und eine Yang (männliche) Zuordnung.

Da die vertraute und innige Verbindung von Nieren-Yin und -Yang es nicht erlaubt, nur eine Seite zu stärken ohne die andere Seite noch mehr zu schwächen, müssen immer beide Seiten gleichzeitig reguliert werden.

Am besten dafür geeignet ist das „nierenstärkende Gehen“ im Qigong. Es ist das hervorragendste Training des Willens!
Da in der Niere alle anderen Organe ihre Wurzeln haben, bin ich überzeugt, dass alle organischen Befindlichkeitsstörungen in der Niere ihren Ursprung haben. Ich erinnere mich an viele Menschen, die von der Schulmedizin austherapiert waren und über das nierenstärkende Gehen wieder zurück ins Leben gekommen sind.
Die wichtigste Aufgabe ist dabei das Wiederherstellen unserer Lebensenergie sowie die Kräftigung unseres gesamten Organismus.

Durch die Regeneration der normalen Körperfunktionen werden Geist und Gemüt wieder in Harmonie gebracht. Chronische Müdigkeit, Trägheit und Verdauungsschwäche können dadurch ganz einfach aufgelöst werden, da das Blut, die Atmungsorgane und der Geist wieder miteinander spielen.

- Bessere Ausscheidung durch bessere Wiederherstellung und Vermehrung unserer Körperenergie
- Hoher Blutdruck allein kann durch Qigong-Übungen und das „nierenstärkende Gehen" normalisiert werden
- Kosmische Energien werden über die Körperoberfläche wieder vermehrt aufgenommen. Der Informationsfluss funktioniert optimal
- Einfach wieder „sympathisch" sein
- Rastlosigkeit und Gedankenjagen werden durch die unterschiedliche Betonung unserer auftretenden Füße besänftigt

Durch das nierenstärkende Gehen entsteht ein Feld, das es uns immer mehr erlaubt, mit sich und anderen besser umzugehen …

1. Manchmal gelingt uns das gut
2. Und manchmal besonders gut

Unsere Umgebung wird das bald merken. Diese Lebenskunst des nierenstärkenden Gehens kann von jedem leicht erlernt werden.
Bei dieser Art des gesundheitsfördernden Gehens kann es zu verschiedenen Phänomenen kommen, wie z.B.:

a. Kribbeln in den Händen oder
b. Gefühl von dicker werdenden Händen

Diese Übung macht die Gelenke geschmeidiger, die Armmuskulatur wird durch das Schwingen über die Schultern gekräftigt. Sie wirkt auch auf die Verdauungsorgane, weshalb es ganz normal ist, wenn du während der Übung aufstößt, rülpst oder Blähungen bekommst.

Durch Rülpsen kann das körpereigene Glucosamin und Chondroitin gebildet werden. Das ist die Gelenks- und Knochenschmiere, die unser Körper von selbst nach der Pubertät nur noch über das Rülpsen herstellen kann.

Dies sind Zeichen, dass unsere Energie wieder zurückkommt!
Übe täglich 21 Minuten oder länger, bei schweren energetischen Disharmonien täglich 1–2 Stunden.

Da sich durch das achtsame Berühren der Füße auf der Erde auch die Atemfunktionen regulieren und wir wieder in der eigenen Mitte ankommen, entsteht eine Leichtigkeit im Unterkörper und der Lendenregion, gleichzeitig kommt es zu Stabilität und zunehmender Festigkeit der Beine.

Eine der wichtigsten Fähigkeiten des Lebens, die ENTWICKLUNG des BEWUSSTSEINS, wird ausgebildet. Mein Bewusstsein formt meine Welt.

Bewusstheit heißt:
Nicht mehr nur aus dem Kopf zu leben, sondern beginnen, Körper, Gefühle und Empfindungen wahr- und mehr und mehr anzunehmen.
Ich lerne dabei, mit einer neuen Wirklichkeit und Klarheit darauf zu achten, was ich fühle, denke und wie ich handle.
Ich hinterfrage meine Glaubensmuster und stelle mir Fragen, die mir dienlich sind. Ich bewerte immer weniger nach „gut“ oder „schlecht“.

Unsere rechte Niere widmet sich mehr energetischen Prozessen, sie wird auch Feuerniere genannt. Unsere linke Niere ist mehr für die Körperlichkeit zuständig.
In den Nieren sind Gefühle wie Furcht, Ehrfurcht, Staunen, sexuelle Lust, Angst, Panik und Verfolgungsangst gespeichert.
Nieren sind stumm und du wirst kaum ein Organ-Gefühl spüren, außer bei Verschluss. Die Nieren sind energetisch zwischen 17.00–19.00 Uhr stark und zwischen 07.00–09.00 Uhr schwach. Wir stärken unsere Nieren am besten, indem wir Angstgefühle vermeiden.
Angst ist ein sehr schlechter Berater.
Durch das QIGONG-GEHEN wird die Niere permanent akkupressiert.
Nach Prof. Cong Yong Chun ist es die BASISÜBUNG bei allen Krankheiten, außer bei Schizophrenie und Fieber. Die Übung stammt aus dem Medizinbuch des gelben Kaisers.
Ich habe mich mit einigen Neurologen und Nierenspezialisten unterhalten und es war für mich sehr interessant, dass diese Form der Gesundung der Nieren kaum bekannt ist oder bereits unterstützend bei Dialysepatienten angewendet wird.

Besonders geeignet ist diese Technik des Gehens für alle Menschen, die von Unruhe geplagt werden. Denen zu sagen – *„Meditiere!"* – wird nicht funktionieren. Bei „unruhigen" Beinen muss man sich abarbeiten dürfen.

Beim Gehen spüren Männer, dass sich etwas im Genitalbereich bewegt. Diese Bewegung ist jedoch etwas anderes, als wenn du dich auf ein Elektrofahrrad setzt, wo die Batterie zwischen deinen Beinen befestigt ist!

START

Die Atmung

1. Beginne, 3-mal langsam tief AUS und EIN zu atmen. Sei ganz bei dir. Hast du Bluthochdruck, atme sanft ein und über die Füße fest aus. Hast du Blutniederdruck, atme fest ein und über die Fußsohlen sanft wieder aus.
2. Es wird ausschließlich durch die Nase ein- und ausgeatmet.

Der Atemrhythmus:

2-mal sanft Einatmen	=	EIN, EIN
1-mal Ausatmen	=	AUS
1-mal Pause	=	PAUSE

Mache diese Übung zuerst im Stehen oder Sitzen.

Wenn du gesund bist:
Rechte Ferse: EIN – rechter Ballen: EIN
Linke Ferse: AUS – linker Ballen: PAUSE
Bei chronischen Beschwerden:
Linke Ferse: EIN – linker Ballen: EIN
Rechte Ferse: AUS – rechter Ballen: PAUSE
Das Geh-Tempo ist außerordentlich schnell.
Du kannst dir auch zwei Stühle in einem von dir selbst gewählten Abstand aufstellen und dazwischen jeweils eine Pause machen.
Dieser Atemrhythmus ist auch ein Signal für Tiere, bei dem sie sich besonders wohl fühlen.

In der Ferse ist sehr viel Angst gespeichert. Ich habe bei Höhenangst folgende Erfahrung gemacht: Wenn ich mir jedes Mal beim Gehen auf der Erde vorstelle, dass es neben meinen Füßen 3.000 m in die Tiefe geht, kann sich dieses „Zustandsgefühl" rasch verändern!

Bei Höhenangst oder Flugangst mit der linken Ferse 3-mal am Boden stampfen und sagen: *„Geh weg, ich will dich nicht mehr"*

Bewegung

- Schulterbereich: wie auf Schienen gehen
- Mit kleinen Schritten achtsam die Erde berühren
- Die Füße werden ganz sanft aufgesetzt
- Mit der Ferseninnenseite auftreten und bis zum Groß-Zehen abrollen
- Zehenspitzen leicht nach innen drehen
- Bei jedem Schritt leicht beugen bzw. leicht strecken. Es entsteht eine (Auf-, Abbewegung) d.h. beim Wechsel auf den anderen Fuß den Körper leicht senken
- Die Hüfte locker in die Richtung hin- und herdrehen, in der der nächste Fuß aufgesetzt wird
- Oberkörper und Schultern sind passiv. Die Drehbewegung kommt aus der Hüfte. Die Körperdrehung in der Taille ist das Wichtigste
- Handinnenflächen zueinander richten und vor dem Körper gegengleich bewegen
- Jeder Arm beschreibt vor dem Körper jeweils eine liegende Acht, die gegenläufig ist. Während des Gehens kannst du den Rhythmus wechseln; langsamer beginnen, Tempo steigern, wieder langsamer werden, noch einmal schneller und dann zum Ende hin wieder langsamer, langsamer, ganz langsam und zum Stillstand kommen. Geschmeidig, locker und leicht mit einem Lächeln gehen (wie eine Katze).

Wenn du in einen Zustand kommst, wo du beim dritten Ausatmen durch den Mund und nicht durch die Nase atmest, dann hast du zu viel eingeatmet. Stelle dich hin und seufze – erlaube dir zu seufzen – und dann beginnst du wieder das nierenstärkende Gehen.

Dr. Gerhard Wenzel, mein Lehrer, hat viele Kinder mit Asthma und zwei an Leukämie erkrankte Kinder über dieses Gehen vollständig medikamentenfrei bekommen. Die Schulmedizin lacht zwar darüber. Vermutlich, weil sie dabei nichts verdient!

Manche Atemtherapeuten, die uns hören, werden recht ungehalten, weil sie sagen: „Unterrichtet doch nicht die Leute darin, dass sie 2-mal einatmen sollen. Die lassen eh schon mit einmal die Luft nicht weg."
Und jetzt hören sie: 2-mal einatmen.
Man müsste genau zuhören.
Es heißt: Ein – ein – zumachen, schließen (Pause)
Die Atemtherapeuten rennen davon.
Was aufgenommen wird, entscheidet sich durch den Übungszustand.
Am Anfang eben Luft. Sauerstoff. Und zwar eine enorme Menge. Mehr, als wenn nur tief eingeatmet würde.
Die von Dr. Gerhard Wenzel und Prof. Cong in Wien auf der Baumgartnerhöhe (Lungenheilanstalt) getesteten Werte sind sensationell.
Tiefes Einatmen ist ein Bedürfnis nach Zuneigung.
Es entsteht im Körper ein ausgeglichenes Energiefeld. Für Sportler ist dies besonders wichtig, da die Verletzungsgefahr vermindert und die Regeneration beschleunigt wird. Blockaden werden gelöst!

- Wenn die Arm-/Handbewegung nach oben geht, an Daumen und Zeigefinger denken
- Geht die Arm-/Handbewegung abwärts, wird an den kleinen Finger und Ringfinger gedacht
- Hände betont mitführen

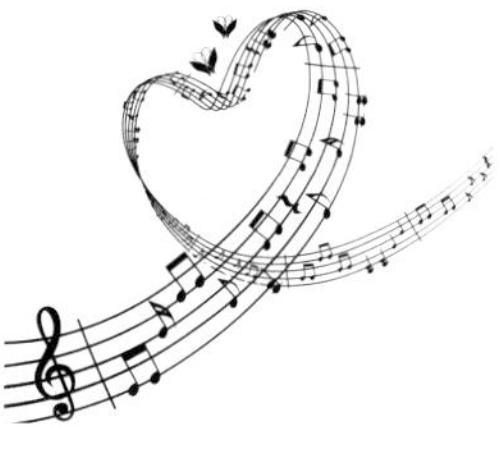

Durch diese Form des Gehens, werden alle Zellen miteinander in Schwingung gebracht. Sie singen ihr schönstes Lied im Chor. Dadurch erneuern sie sich.

Sportliches Qigong-Gehen

1. Diese Form der Bewegung hat denselben Atemrhythmus.
   Ein – Ein – Aus – Pause

2. Du atmest 6-mal ganz sanft ein und einmal aus, dann eine Pause.
   Ein – Ein – Ein – Ein – Ein – Ein – Aus – Pause

Beim Einatmen ist es wichtig, dass du über die Nase einatmest und über den Mund aus. Bringst du die Luft nicht weg, hast du zu viel eingeatmet. Du kannst das Einatmen auf 36-mal steigern, während das Ausatmen und die Pause gleich bleiben.

Wenn du sehr schnell läufst, empfehle ich dir:
Ein – Aus – Ein – Aus, ganz tief und kurz atmen.
Die maximale Sauerstoffaufnahme, die bei Läufern eine entscheidende Rolle spielt, wird deutlich erhöht.

Qigong führt zu mehr Lebensqualität

Qigong ist ein sehr altes und erprobtes Heilsystem der körperlich-geistigen Selbstheilung, ähnlich einem alten und bewährten Kochrezept, das die Uroma ihrem Enkel mündlich weitergibt. Eine Methode, sich mit seinem Körper zu versöhnen.

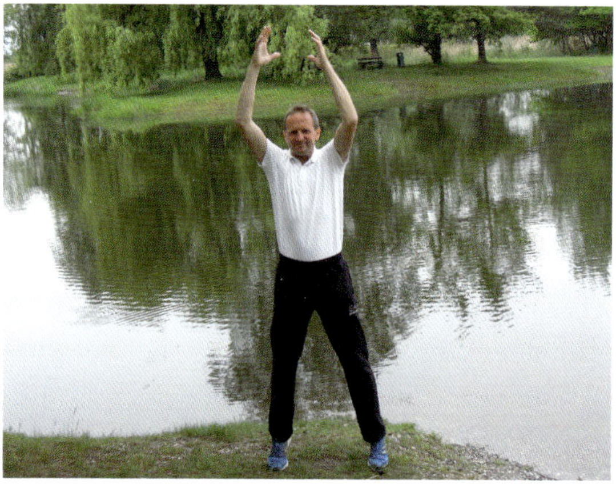

„Gesundheit ist nicht alles, aber ohne Gesundheit ist alles nichts".

Dieses Zitat von Arthur Schopenhauer (1788–1860) gilt noch immer. Gesundbleiben und wieder-gesund-sein kann als das ursprüngliche Motiv bei der Entstehung des Qigong im alten China angesehen werden.

Für viele Gesunde ist Gesundheit – eine der wichtigsten Voraussetzungen für hohe Lebensqualität – selbstverständlich. Solange du vital und gesund bist, konzentrierst du dich auf Karriere, materiellen Wohlstand und sozialen Aufstieg.

Qigong ist im tiefsten Sinne eine „Wissenschaft vom Leben". Ein Wissen, das mit Weisheit verbunden ist.

Ist der Spiegel befleckt und schmutzig, so ist die Reflexion undeutlich – ist die Wasseroberfläche unruhig, so ist das Bild verzerrt.

- Durch Qigong wird der „Spiegel" gereinigt und die aufgewühlte Wasseroberfläche zur Ruhe gebracht
- Ein Öffnen eines Sinnesfensters, das bisher verschlossen war
- Qigong dient nicht zur Erlangung von Macht, sondern von Kraft und Demut mithilfe des Herzens

Disziplin und Wachsen in der Freiheit des eigenen Weges.
Ein Überwachsen wie bei einem Komposthaufen, damit wieder frisches grünes Gras zu sprießen beginnt – mit allem, was da ist.
Ein JA zum Leben.

Seit über 20 Jahren sind diese belebten, sanften, fernöstlichen Übungsmethoden Bestandteil meines Alltags.
Ein befreundeter Arzt aus Ried im Innkreis, den ich zehn Jahre nicht mehr gesehen habe, hat vor einigen Tagen zu mir gesagt:
„Franz, du bist ja ein richtiger GUTMENSCH geworden." Diese Veränderung hat bei mir mit den verschiedenen Techniken des Qigong zu tun.

QI = Energie
Der Mensch besteht aus QI, und QI umgibt ihn, wie den Fisch das Wasser. Das, was für den Fisch das Wasser ist, das ist für den Menschen QI.

GONG = heißt spielen, arbeiten, Bewegung, Ruhe …
Du lernst, mit deiner Atmung zu spielen und deinen Körper damit wieder kennenzulernen.
Du kannst also mit jedem Atemzug Qigong üben!
Egal, ob mit 8 Jahren oder 88 Jahren.

Qigong Behandlungen
- lindern Schmerzen
- kräftigen das Immunsystem
- verbessern das Aussehen der Menschen
- wirken verjüngend und erhöhen dadurch deine Lebenserwartung
- lassen Krebszellen-Kulturen zugrunde gehen

Vorrangig geht es bei Qigong um Vorbeugung, was für viele in unserer schnelllebigen Zeit sehr schwierig ist.
Es ist allerdings, wie es uns die Chinesen vormachen, eine wunderbare Begleitung zu medizinischen Behandlungen.
Es arbeiten immer mehr Ärzte mit Qigong Lehrern zusammen.
Basierend auf der Diagnose von Ärzten werden gezielt Übungen angeboten, die die Behandlung unterstützen.

In China ist Qigong Teil des offiziellen Gesundheitssystems. Die chinesischen Ärzte werden dann bezahlt, wenn die Menschen gesund sind – VORBEUGEND!!!

Die westliche Medizin braucht einen Befund, die östliche Medizin sieht unser Befinden. Das ist der Unterschied.

Qigong ist eine natürliche Fähigkeit, die den Körper stärkt.
Ich habe viele „Wunderheilungen und Rückbildungen" gesehen, die Qigong zuzuschreiben sind.

- Harmonisierung der Atmung mit einer gezielten, präzisen Steuerung der Atmung auf das Organ oder die Knochen
- Sehnen, Muskeln regulieren sich, auch Knochenbrüche heilen schneller
- Öffnet subtile Kanäle für Energien und führt zur Harmonisierung des Körpers
- Hilft uns, in die Stille zu kommen
- Entwicklung von Aufmerksamkeit für das eigene TUN oder LASSEN
- Bewusstwerdung

Eine Pflege unserer Grundenergie „Weg von den 10.000 Dingen".
Meine Qigong-Ausbildung war zugleich eine Zeit intensiver Selbstheilung. Ich durfte entdecken, dass Erfolg viel mehr ist als nur die Anhäufung von materiellem Reichtum.
Ich wurde in meiner Eitelkeit duldsamer, gütiger, großzügiger und gelassener. Ich habe viele Koboldstreiche des Unbewussten identifiziert.

Es gibt Dinge, die können nicht mit Alltagsbeobachtungen erklärt werden. Wie z.B.: Wieso ist mir eine Person sympathisch und die andere unsympathisch?

Es ist, wie mein Lehrer Dr. Gerhard Wenzel einmal zu mir gesagt hat: *„Wieso besuchst du Figuren und keine Menschen?"* Damals war mir der Name einer Person wichtiger als der Mensch selbst.
Berühre die Herzen der Menschen, nicht weil sie Obama, Beckenbauer, Berlusconi, Bill Clinton, Udo Jürgens, Donatella Versace oder Queen Elisabeth heißen.
Egal, ob es die Nachbarn, die Briefträger oder die Drogensüchtigen am Bahnhof sind.

Mach keinen Unterschied!
Das macht den Unterschied aus!

Anthony Robbins hat in seinem Buch *„Das Robbins Power Prinzip"* über das Vokabular des größtmöglichen Erfolges herausgefunden, dass Worte dazu dienen, uns zum Lachen oder zum Weinen zu bringen. Sie können verletzen oder heilen, in uns Hoffnung entfalten oder uns am Boden zerstören. Mit Worten können wir unseren edelsten Absichten Ausdruck verleihen und unsere heimlichsten Wünsche offenbaren.
Anthony ist draufgekommen, wie außerordentlich beschränkt unser Vokabular ist, da wir nur 0,5 bis maximal 2 % unserer Sprache benutzen. Der aktive Wortschatz eines durchschnittlichen Menschen liegt zwischen 2.000 und 10.000 Wörtern.
Englisch ist weltweit die Sprache mit den meisten Wörtern! (ca. 750.000)

Gibt es etwas, das noch tragischer sein könnte?

Es gibt viele eigenartige Phänomene, weil Worte die am wenigsten zuverlässigen Wahrheitslieferanten sind.
Wie Antony Robbins – er war der persönliche Coach von Mutter Teresa, Tiger Woods und anderen Menschen, die es in ihrer Disziplin bis ganz nach oben geschafft haben – herausgefunden hat, gibt es für Gefühlszustände ca. 3.000 Begriffe: 2.086 negative und 1.051 positive, für Traurigkeit 264 und nur 105 für Fröhlichkeit.

In der Bibel stehen 7.000 Wörter, bei John Milton 17.000 Wörter und bei William Shakespeare 24.000 Wörter (5.000 kommen dabei nur 1-mal vor!)

Wer die Macht der Wörter nicht kennt,
kann auch die Menschen nicht kennen.
Konfuzius

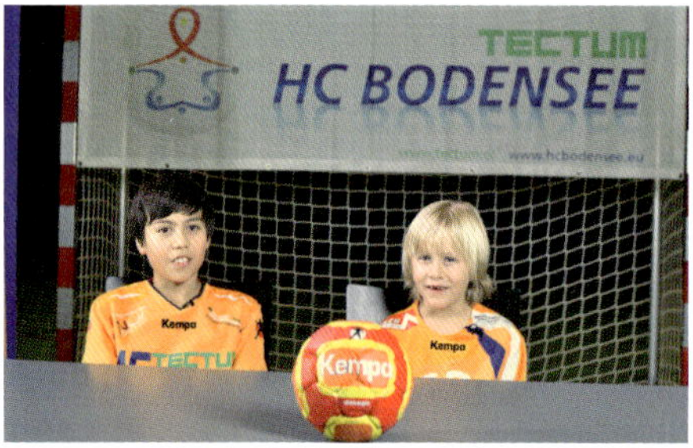

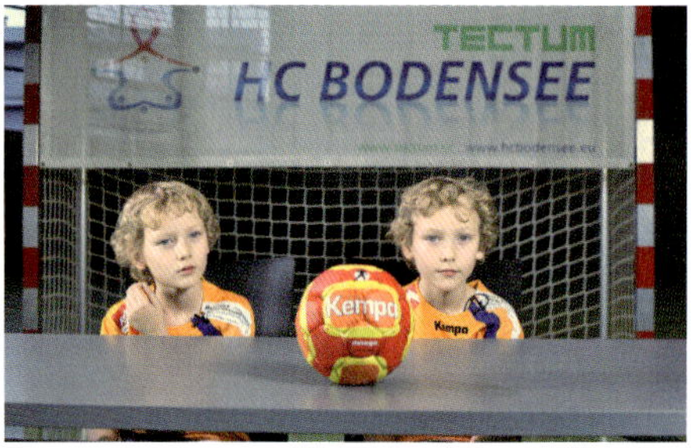

Das Lebenselixier

Eine goldene Alltagsregel, die mir ein Shaolin Mönch auf meinem Weg mitgegeben hat, ist das dreimalige Speichelschlucken. Umkreise mit deiner Zunge mehrmals deine Zähne in beide Richtungen, oder pumpe 36-mal deinen Atem in die Wangen

Schlucke den Speichel und verfolge ihn bis unter den Bauchnabel. Dieses „Runter-Denken" aktiviert in dir einen wichtigen energetischen Verlauf!

Sehr kranken Leuten empfehle ich 1.000-maliges Speichelschlucken am Tag. Es kann dir auch beim Einschlafen dienlich sein.
Unser Speichel ist unser LEBENSELIXIER!

P.S.: Ich empfehle dir vor dieser Übung, deine Zähne zu putzen!

Nimm dir Zeit, die Wunder des Lebens zu bestaunen.
Gary W. Fenchuk

Dankesbriefe an Franz Wagenleitner

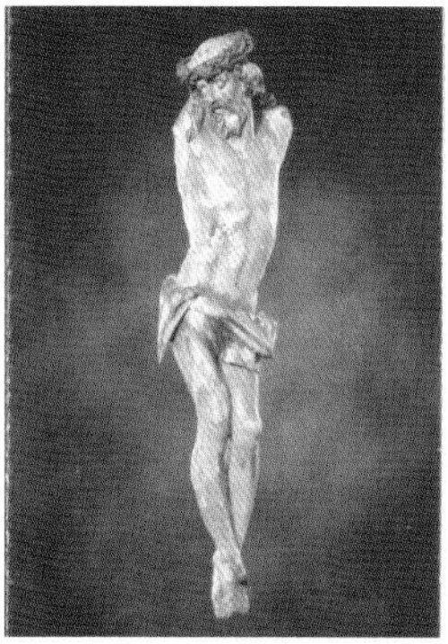

Gott hat keine Hände –
dazu braucht er Menschen.
Danke Franz, dass du der Mensch bist, der durch die „göttliche" Liebe uns – B. und mir geholfen hast und hilfst.
Danke für die Hilfe! Gott segne dich!
J.

Der Hüftschmerz ist weg
An einem schönen Nachmittag im September saß ich vor dem Haus – mit Schmerzen in der Hüfte. Da kam ein Mann – ich konnte es kaum glauben, aber er hat mir nur mit seiner Hand geholfen – auf wundersame Weise. Die Schmerzen waren weg! Vielen Dank!
Helene

Mein Kopf ist klar
Ich hatte bereits über eine Woche Kopfschmerzen, auf einmal stand Franz vor der Tür und befreite mich von diesen Schmerzen. Dich schickt Gott, sagte ich zu ihm! *Vergelt's Gott aus Schnifis!*

Mit Gottes/Allahs Hilfe!
Mir ist heute etwas Unglaubliches passiert. Es ging mir schon nach dem Aufstehen sehr schlecht, im Unterleib hatte ich einen Druck und ich musste aufsitzen. Ich habe mich zu meinem Mittagsgebet bereitet, als es klingelte. Der Mann vom Außendienst – muss das jetzt sein, dachte ich. Der Herr hat gleich bemerkt, dass es mir schlecht ging. Er hat mir zwei Übungen gezeigt – und mit Gottes (Allahs) Hilfe waren die Schmerzen unglaublicherweise sofort weg! Ich bin eine überzeugte

Muslimin und fragte ihn, wieso er das macht. Seine Antwort war: ich mache das für Allah oder Gott.
K. A. aus Dornbirn

Hallo, lieber Engel Franz,
Seit der Begegnung mit dir hat sich wirklich einiges verändert. Zuerst haben sich die seit langem bestehenden körperlichen Beschwerden aus meinem Leben verabschiedet. Zahllose Untersuchungen, Medikamente, Tees, Salben, Cremes, Globuli.. über ein Jahr lang zeigte sich keine Besserung. Und bereits nach dem Abend, als du mich behandelt hast, ging es mir um sooooo viel besser. Ich habe dann weiterhin deine Ratschläge befolgt und nun bin ich beschwerdefrei. Sehr oft muss ich an unsere Begegnung und an deine Worte denken. Du hast mich wach gerüttelt, ich habe nun das Gefühl, wieder zu leben und mein Leben achtsam zu gestalten. Du hast mir sehr geholfen und ich bin dir sehr sehr dankbar! Eine freundschaftliche Umarmung – ja, das Leben ist schön!
N. K.

Es läutet an der Haustüre
Ein Herr steht vor dem Haus und möchte mich was fragen. Da ich im ersten Stock wohne, ist es mir oft nicht möglich, dass ich schnell zur Haustüre komme und ich brauche etwas länger als andere. Ich bin schon über 80 Jahre und zurzeit ist mir oft den ganzen Tag sehr schwindlig. Als ich die Tür aufmachte, habe ich mich zuerst für mein langsames Vorwärtskommen entschuldigt. Der Herr Franz stellte sich vor und sagte, setzen Sie sich schnell nieder. Er nahm meine Füße an den Knöcheln in die Hand und in wenigen Minuten spürte ich, wie sich der Schwindel von mir löste und ich glaubte es fast nicht – ich fühlte mich wie neu geboren. Der Schwindel ist weg. Ich nahm Medikamente für die Venen und jeden Tag sowie auch nachts war ich vom Schwindel geplagt. Für mich ist es wie ein Wunder. Herr Franz hat eine heilende Hand, die er nur über Gottes Kraft bekommen hat. Ich möchte mich

bei ihm vielmals bedanken und werde ihn in mein Abendgebet einschließen, damit ihm die Kraft für andere Leute auch weiterhin erhalten bleibt. Danke!
F. F.

Migränefrei!
Lieber Franz, ich bin glücklich darüber, dass ich seit über zwei Monaten keine Migräne-Attacken mehr hatte. Es fühlt sich gut an, nicht mehr damit rechnen zu müssen, jederzeit ein Schmerzpulver dabei zu haben oder zu leiden bis zum Erbrechen. Seit deiner Behandlung vor zwei Monaten in Sri Lanka hatte ich schon 2-mal spontan meine Menstruation, nachdem ich 15 Jahre lang die Antibabypille einnahm und bei mir ein polyzystisches Ovarialsyndrom diagnostiziert wurde. D. h. zu wenige weibliche, zu viele männliche Hormone = kein Eisprung und Heranreifen der Follikel. Bei mehreren Unterbrüchen in den letzten zwölf Jahren stellte sich keine Menstruation ein und nun dies! Ich bin glücklich und danke dir von ganzem Herzen. Schön, dass es dich gibt!
M.

Heute ist mein Wunsch in Erfüllung gegangen ... ich wollte immer schon einen Engel sehen und heute war er bei uns!
K. B.

Danke Franz, ich bin erst dabei, Wurzeln zu kriegen. Es fällt mir schwer zu glauben, aber ich bin dabei, positive Gedanken zu haben und diese auch wieder geben zu können!
K., Altach

Herrgott ich weiß nicht, was ich für Gnade empfangen habe. Jesus, besten Dank für Franz! Mir geht es nach seinem Besuch viel besser!
F. P.

Hey! Wir sind fünf junge Leute aus einer Therapiegruppe und wir finden es gut, dass ihr Leute motiviert, ihr Leben in die Hand zu nehmen. Wir können alle ein Stück die Welt verschönern. Wir müssen uns nur organisieren, und statt auf alten Problemen sitzen zu bleiben, können wir uns daran erfreuen, dass es Menschen gibt, die noch Hoffnung im Herzen tragen und immer wieder zusammenfinden. Wir müssen endlich die Augen öffnen und unsere Träume verwirklichen. Die Möglichkeit ist immer da – ich will, sobald ich die Therapie fertig habe, meine Zukunft in die Hand nehmen.

Lieber Franz,
ich bedanke mich für das Gespräch und fühle mich von Kopfschmerzen und Suchtdruck befreit. Ich habe jetzt wirklich den Mut, aus meinen Leben wieder etwas zu machen. Danke!
M.C. B.

Ich bedanke mich für das gute Gespräch, hätte mir nicht gedacht, in so kurzer Zeit so viel für mein weiteres Leben zu lernen. Ich glaube, dass ich vieles schaffen kann, wenn ich das Leben fest im Griff habe und klare Gedanken fasse. Es wäre gut, wenn es mehr Menschen wie euch gibt!
M.V.

Es ist wunderbar, euch getroffen zu haben. Habe wieder viel Neues gelernt und kann sicher dadurch neue Wege einschlagen!
G. H.

Hey Franz,
ich habe nicht geglaubt, dass man so viel nur durch Gedanken und Selbstvertrauen bewirken kann. Ich bin mir sicher, dass wir uns wieder mal sehen und dann können wir sehen, wie es weiter geht!
H. H.

Lass die Sonne in Dein Herz

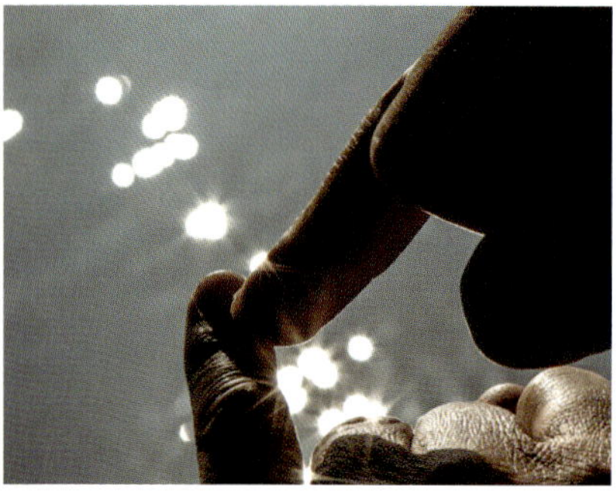

Es gab eine Zeit, da war ich sehr traurig und habe viele Tränen geweint! Lange konnte ich mir nicht genau erklären, woher dieser Zustand kam. Ein wunderbares Lied mit dem Titel *„Lass die Sonne in dein Herz"* brachte mich dann auf die Spur. Ich beobachtete, wie sich meine Stimmung mit und ohne Sonne jeweils veränderte und ich vertiefte mich in eine der großartigsten Lebensthemen, die ich bisher erforschen durfte: *„Die Sonne und ihre Wirkung"*.

Da meine Mama ein neues, altes Hobby zu ihrer Leidenschaft gemacht hatte – sie war unter die Flohmarkthändler gegangen und sammelte und pflegte viele kostbare, bunte, alte Sachen, die dank unserer Wegwerfgesellschaft ihre Besitzer wechselten – ergatterte ich viel Lektüre. Denn auf über 800 m^2 gab es im über 120 Jahre alten Holzhaus meiner verstorbenen Großeltern auch tausende alte Bücher, darunter zahlreiche Schmankerl über Planeten & Pflanzen, Lebewesen und verschiedene Lebensweisheiten. Diese Bücher zogen mich magisch an und wurden zu meinem neuen Hobby. Meistens „entführte" ich Mama die interessantesten Bücher, ohne sie zu fragen, und wir hatten deshalb häufig Stress, weil auch sie diese Bücher gerne gelesen hätte – sorry Mama!

Ich las alles über das Leben, was ich bei ihr fand.

Viele Biografien von großen Weisheitslehrern wurden durchgeschmökert. Die Bibel, der Koran, die Bhagavad gita, das I-GING, die Erkenntnis der Wahrheit.

Ich entdeckte: alle schreiben vom Gleichen! Besonders berührt haben mich die in Kurrentschrift verfassten Bücher von Sebastian Kneipp. Da ich als kleiner Junge meinen Papa, er war Briefträger von Beruf, bei seiner Arbeit oft begleiten durfte, lernte ich bereits in sehr jungen Jahren diese Schrift zu lesen. Was zur Folge hatte, dass sich vor rund 40 Jahren die älteren Frauen ihre „Liebesbriefe“ von mir vorlesen haben lassen!

Von meinem Lehrer, Dr. Gerhard Wenzel, durfte ich dann eine meiner praktischen Erfahrungen im Umgang mit der Sonne erlernen. Er zeigte mir den Schlüssel zu meinem persönlichen „Akku“. Eine Übung namens *„Erde atmen und Sonne trinken“*.
Als ich vor ungefähr 20 Jahren zum ersten Mal von Dr. Wenzel hörte, dass es möglich ist, für längere Zeit direkt in die Sonne zu sehen, war ich doch sehr überrascht. Bisher hatte ich geglaubt, dass der direkte Blick in die Sonne schädlich sei!

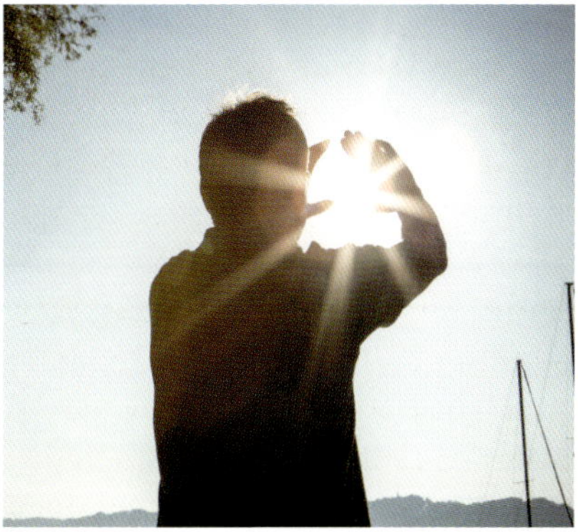

Ein neues Bewusstseinsfenster öffnete sich mir. Heute weiß ich, dass die Sonne unser Ladegerät ist! Wenn unser Handy nicht aufgeladen ist, versorgen wir es mit Strom oder wechseln den Akku aus. Diese einzigartige Übung *„Erde atmen und Sonne trinken“* ermöglicht es, unseren Körper und alle unsere Zellen wieder aufzuladen.

Erde atmen und Sonne trinken

Jetzt lass dich informieren!

1. Bei Sonnenaufgang stellen wir uns mit dem Gesicht nach Osten (so wie der Sonnenkönig).
2. Wir lassen bei unseren Füßen das Gefühl von Wurzeln entstehen und drehen dabei die Fersen leicht nach außen, sodass sich unsere Zehen zulächeln können.
3. Beide Hände werden ausgestreckt über den Kopf gehalten.
4. Die Handinnenflächen zeigen zur Sonne und bilden ein nicht ganz geschlossenes Dreieck.
5. Mit den Augen sehen wir durch das Dreieck in die Sonne. Wir lächeln der Sonne zu. Die Sonne reflektiert das Bild der Fülle. Vierdimensionales Sehen wird möglich.
6. Blinzeln oder das Schließen der Augen ist erlaubt.
7. Wenn deine Hände müde werden, führe sie mit dem „kosmischen Stecker“ (siehe Seite 70) zum Bauchnabel.
8. Frauen die rechte Hand innen, Körpernähe, Männer die linke Hand innen: Beschreibe in die Richtung, in die der Daumen der äußeren Hand zeigt, mit einer Abwärtsbewegung beginnend neun immer größer werdende Kreise, den letzten in der Höhe der Brustmitte beenden. Handwechsel und sechs Kreise in die Gegenrichtung, dabei immer kleiner werden, vor dem Bauchnabel wieder zur Ruhe kommen. Schließe deine Augen für ein paar Atemzüge.
9. Spüre die Energie und erkenne das Gold der Augen, das noch viel mehr wert ist als das materielle Gold. Es ist das weiße, helle, gleißende Licht, das sich dir zeigt.
10. Bedanke dich bei der Sonne für das Licht.
11. Beende nach einigen Minuten die Übung, indem du klar und rein aus deinen Augen siehst.
12. Stelle deine linke Ferse zur rechten Ferse und steige mit der rechten Ferse aus der Übung und gehe ein paar Schritte.

Die Sonne hat sieben Strahlen:

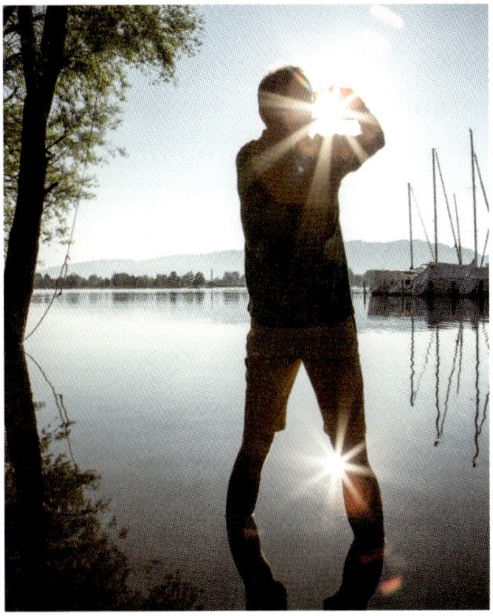

Das Göttliche wirkt in der Welt durch diese 7 Strahlen (Sonnenstrahlen), dazu die 7 Farben, die 7 Erzengel und die 7 Tage der Woche.

Das ist ein fester Rhythmus. Wenn du dich darin vertiefen willst, lies das Buch „*Die 7 Strahlen der Selbstheilung von Körper, Seele und Geist*" von Claudia Schönherr.

	Tag	Farbe	Erzengel	Seins-Zustand	Planet
1	Sonntag	blau	Michael	Ich bin	Sonne
2	Montag	gold, gelb	Jophiel	Weisheit	Mond
3	Dienstag	rosa	Chamuel	Liebe	Mars
4	Mittwoch	weiß	Gabriel	Klarheit	Merkur
5	Donnerstag	grün (Gründonnerstag)	Raphael	Wahrheit	Jupiter
6	Freitag	orange / rot	Uriel	Dankbarkeit/Freude	Venus
7	Samstag	Violett, lila	Zadkiel	Loslassen	Saturn

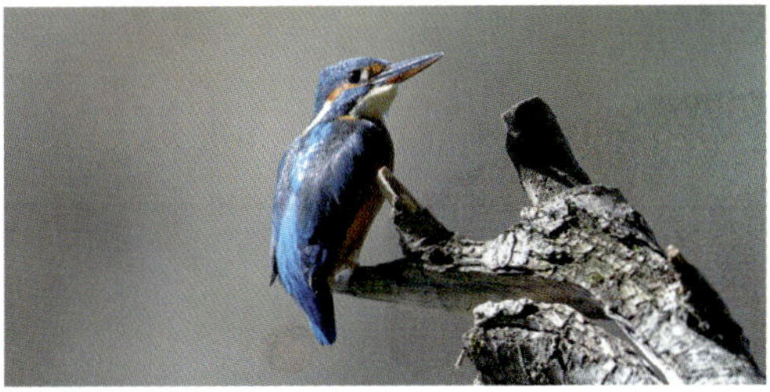

Die Grundfarbe der Sonne ist die Farbe des Eisvogels.

Ein wunderbares Gebet, das ich von meinem verstorbenen Lehrer und Freund Werner Tautermann erhalten habe.

Stell dich in die Sonne und drehe dich in alle Himmelsrichtungen:
Osten:
Licht überflute uns aus deinem Haus
Süden:
Aus deinem Willen überkomme uns universeller Wille
Norden:
Absolutes sprich zu uns aus deinem Bewusstsein
Westen:
Aus deiner Großzügigkeit unterstütze unsere Hoffnung, damit wir uns aus deinem Wissen nähren können
Mitte / Osten:
Gib uns, oh Herr, den Hauch deines Lebens;
Gib uns, oh Herr, die Macht deiner Stimme,
damit wir von allen gehört werden;
Gib uns, oh Herr, deinen Willen, um dir treu sein zu können
Gib uns, oh Herr, dein Licht, um deinen Auftrag zu verstehen
Gib uns, oh Herr, dein Sein, um deinen Willen auf Erden zu erfüllen
Gib uns, oh Herr, das Leben, um dir zu dienen.
AMEN

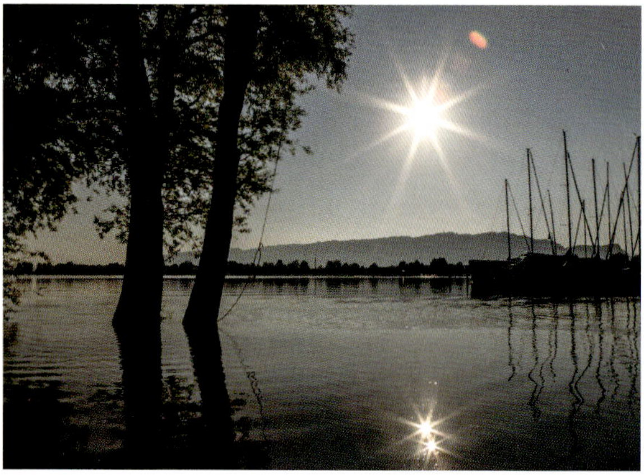

Ich durfte in den vergangenen 33 Jahren weit über 600.000 Häuser und Wohnungen besuchen. Wow, das ist ganz schön viel, wird sich der eine oder andere sagen. Ja, ich war auf 122 Postämtern Briefträger und anschließend im Außendienst von Haus zu Haus und von Wohnung zu Wohnung unterwegs. Dabei ist mir aufgefallen, dass sich sehr viele Menschen in ihren Wohnungen verbarrikadieren. Dicke Vorhänge, eine Menge lebloser Plastikpflanzen und anderer dekorativer Müll sperrt die Sonne aus den Räumen. Die meisten Fenster haben Stores und Ziervorhänge, die die Räume dunkel halten. Die Menschen, die hier wohnen, wundern sich, dass sie depressiv und antriebslos sind.
Es gibt die sogenannte SAD, Sonnen abhängige Depression. „Sad" heißt im Englischen traurig.

In vielen Schattenregionen, die durch Berge oder Hochhäuser nur wenige Sonnenstrahlen genießen, kommt SAD vor. Ich habe festgestellt, dass an diesen sonnenlosen Orten sehr große Traurigkeit herrscht. Während ich diese Zeilen schreibe, genieße ich den Sonnenschein und Glücksgefühle durchströmen mich. Es ist wunderbar.

Natürlich tragen die vielen Straßenlaternen, die die ganze Nacht brennen, nicht nur zu enormen Energiekosten bei, sondern vielmehr zu einer Lichtverschmutzung. Diese Bezeichnung verwenden Astronomen, die nichts mehr sehen, wenn sie den Himmel beobachten, weil zu viel Restlicht da ist. Wir rühmen uns, wenn wir Licht machen. Könnten unsere lieben Mitbewohner, die Tiere und Pflanzen, mitreden, und würden wir, die wir uns als tierliebend bezeichnen, dies wirklich vorleben, gäbe es ab sofort keine Feuerwerke mehr. Jeder von euch hat schon einmal beobachtet, wie sich unsere geliebten Haustiere fürchten, wenn wir, anstatt den genialen Sternenhimmel zu genießen, lauter Müll in den Himmel schießen und dann noch laut ausrufen: *„Mei ist das schön!"*

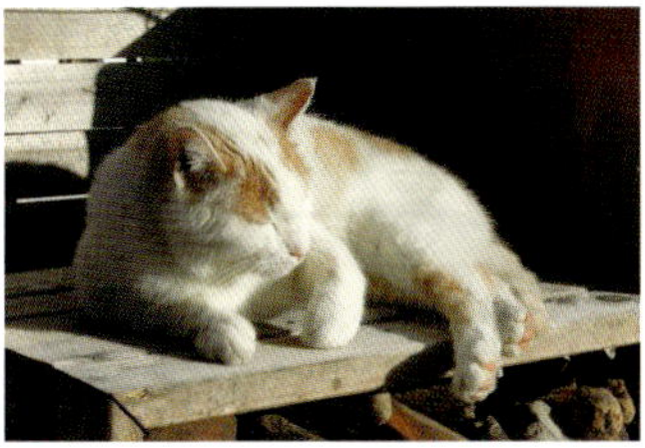

Wir Menschen verhalten uns recht eigenartig und wundern uns, dass im Anschluss an den 31. Dezember die Hörapparate- und Augenärzteindustrie Hochsaison hat. Wie lange ist es her, dass du in aller Stille einen Sonnenaufgang gesehen und genossen hast? Nicht im Auto auf der Autobahn im Stau stehend. Vielleicht im Urlaub? *„Ich habe keine Zeit, so früh aufzustehen. Ich sehe mir lieber bei einem oder mehreren Gläsern Alkohol den Sonnenuntergang an!“* Es ist jedoch ein gravierender Unterschied, ob du einen Sonnenauf- oder einen Sonnenuntergang siehst und dich von den Sonnenstrahlen aufladen lässt. Beim Sonnenaufgang haben wir die Sonne den ganzen Tag über, beim Sonnenuntergang ist sie weg. Wie beim Sterben – Depressionen und andere lähmende Gefühlszustände werden materialisiert.

Ich beobachte hier am Bodensee seit vielen Jahren Menschen, die die schönsten Abendstimmungen beim Sonnenuntergang einfangen. Die meisten dieser Menschen strahlen allerdings kaum Lebensfreude aus!

Die Botschaft der Sonne – Die Neutrinos

Der Neutrino-Strom ist die Quelle des Lebens. Er ermöglicht erst physisches, materielles Leben auf dieser Erde. Er nährt die Pflanzen und das Wasser. Der Neutrino-Strom erfährt in der Zeit von 04.00–07.30 Uhr seine höchste Intensität. Das ist eine ausgesprochen gesunde Zeit. Deshalb wissen viele Naturfans: *„Die schönste Zeit ist der Morgen.“ „Morgenstund' hat Gold im Mund.“*

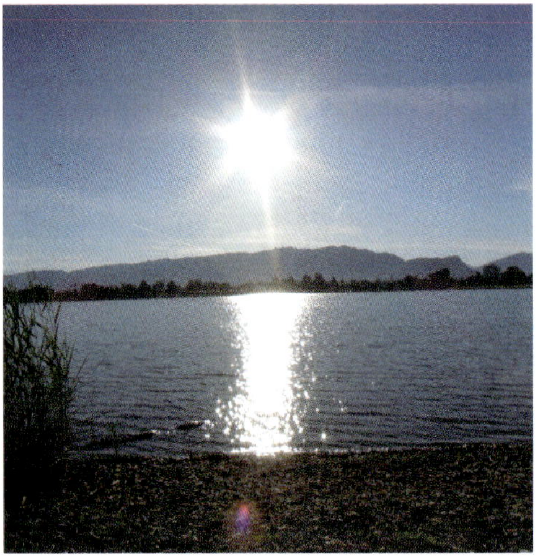

Auch der Dalai Lama weiß, dass die Sonne unseren Kreislauf in Schwung hält. Er ist ein ausgesprochener Frühaufsteher.

Wir hatten in Österreich eine Sendung, die nach den 22.00-Uhr-Nachrichten begann. Diese Sendung wurde als eine der wenigen nicht live ausgestrahlt, sie war aufgezeichnet. Es war jene mit dem Dalai Lama. Der meinte nämlich: *„Um 22.00 Uhr liege ich im Bett"*. Der Tag des Dalai Lama beginnt um 02.00 Uhr in der Früh.

Ich habe anlässlich eines Jahrgänger-Treffens einmal nachgerechnet, wie viel Zeit wir mit welchen Dingen verbracht haben. Viereinhalb Jahre Tag und Nacht Fernsehen, siebeneinhalb Jahre Autofahren usw. Wie, wenn das nun so weitergeht, und ich darf ein achtzigjähriger Opa werden und meine Enkel fragen mich „Opa, was hast du im Leben so gemacht, womit hast du deine kostbare Zeit verbracht?" Ich habe kurz nachgerechnet und auch, wenn ich ein wenig übertreibe, Fernsehen, Computerspielen, Facebook ... da kommen durchschnittlich 20 Jahre Tag und Nacht vor diversen Bildschirmen raus. Ich darf dann meinen Enkeln erzählen, dass ich mich vom 60. bis zum 80. Lebensjahr mit Fernsehen und Internet beschäftigt habe! Ohne zu werten, ob es besser ist, am See oder am Berg herumzuwandern oder vor dem Fernseher zu sitzen, ist das für mich eine Frage der Lebensqualität. Ich bin dann auch vom Auto aufs Fahrrad umgestiegen und fahre im Durchschnitt 20.000 km im Jahr mit dem Rad, was meiner Gesundheit gut tut.
Jetzt gibt es ja die neue Erfindung der E-Bikes, mit den Batterien in unmittelbarer Nähe der Genitalien. Würden Sie Ihr Handy zwischen Ihre Beine legen? Wahrscheinlich nicht. Die Elektrobikes haben mindestens so starke Batterien wie Handys, und die Energiespeicher werden an einer Stelle auf dem Fahrrad montiert, wo sie sich sicherlich nicht gesundheitsfördernd auswirken!
Natürlich gibt es auch Vorteile. Ob diese überwiegen? Es ist wie beim Lift fahren. Unser Körper ist träge und will in liebevoller Übereinstimmung wieder bewegt werden. Stufensteigen und selber treten kräftigt unseren Körper!

Der Neutrino-Strom wirkt am stärksten in der Bauchspeicheldrüse. Es ist kein Zufall, dass die Bauchspeicheldrüse für die Zuckerverwertung und Eiweißverdauung zuständig ist. Sie ist der Entstehungsort des Egos. Der Neutrino-Strom ist im Winter, in den Zeiten, die wir hier im Alpenraum noch tatsächlich erleben und als sogenannte Rauhnächte bezeichnen, am intensivsten. Dies sind die Nächte 07./08. Dezember, 24./25. Dezember und 05./06. Jänner. Jeder von uns empfängt massivste Informationen über den Neutrino-Strom, der in etwa bis Maria Lichtmess, 02. Februar, am stärksten ist. In dieser Periode verzeichnet der 21. Dezember den Höhepunkt an Neutrino-Strahlung. Der Neutrino-Strom ist nicht eine Quelle der Kraft, sondern eine Quelle der Information. Neutrinos gehen durch die Materie hindurch wie ein heißes Messer durch Butter. In den restlichen Jahresperioden Frühling, Sommer und Herbst gibt es täglich zwei Phasen, an denen der Neutrino-Strom sehr stark ist: Morgens von 04.00–07.30 Uhr und abends von 18.00–19.30 Uhr. Nicht, weil die Sonne ihn ändert, sondern weil der Winkel der Erde zur Sonne und die Atmosphäre eine gewisse Ablenkung verursachen. Der Neutrino-Strom wird wie durch eine Linse gebündelt, wodurch eine hohe Intensität geschaffen wird. Der Neutrino-Strom ist aber nicht neutral, wie man vielleicht glauben könnte. Dieses Neutrum kommt aus einer ganz anderen Ecke. Am Morgen ist er ein belebender, aktivierender Strom. Unsere resonanzfähigen Zellen reagieren darauf in der lichten Jahreszeit mit Aktivität und am Abend mit Passivität. Das Geheimnis ist gelüftet. Durch die Qigong-Übungen und, im besonderen Maße, durch die Übung „Erde atmen – Sonne trinken" erhöhen wir die Resonanzbereitschaft und sind fähig, mit all unseren Zellen in Resonanz zu treten. Das heißt aber auch, dass alle Zellen, die den Kontakt verloren haben, z.B. wie eine Tumorzelle, in dieser Zeit am besten wieder angesprochen werden könnten. In diesem wunderbaren Chor, der wir sind,

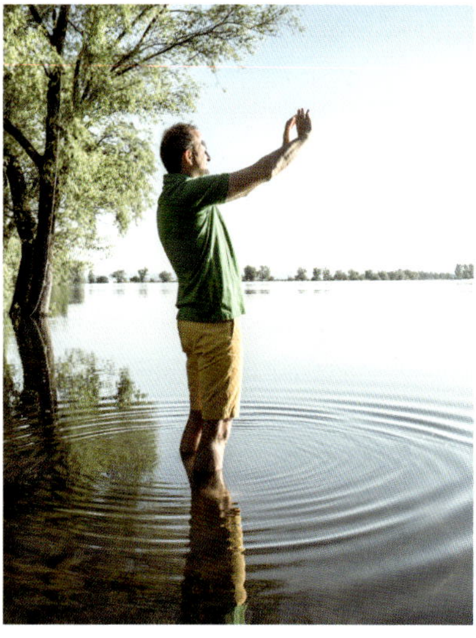

wieder mitzuschwingen und zu singen! Alle Zellen singen ein Lied. Mein Vater ist 1983 mit 45 Jahren an einem Kopftumor gestorben. Er hat in knapp zwei Jahren mehrere Operationen über sich ergehen lassen müssen. Ich bedauere, dass ich damals diese Informationen noch nicht hatte. Entartete Zellen haben den Text und die Melodie vergessen. Deswegen gehen sie in die Isolation und beginnen auf das tiefste lebende Niveau zurückzufallen. Das ist die Reproduktion ihrer selbst. Sie dienen nicht mehr dem Organismus, sondern reproduzieren sich auf Kosten des Gesamten. Das ist der eigentliche Kern einer Tumorerkrankung. Das ist die Autoreduplikation – die Selbstvermehrung – die Vermehrung dient diesen Zellen, sich zu hören, sich wahrzunehmen. Sie sind nicht aggressiv, wie die Medizin sagt, sie haben den Zusammenhang verloren. Sie machen von sich aus gesehen etwas Gutes. In dieser Zeit, in dieser besonderen Einstrahlung, ist eine besonders große Tür für diese Zellen offen, wieder ihr Lied zu lernen. *„Lass die Sonne in dein Herz!"*

Es gibt nur eines, was lebendige Zellen vom Austausch mit dem Neutrino-Strom abhalten kann – und das ist die Farbe Schwarz. Diese Farbe ist fähig, einen vollkommen vom Neutrino Strom abzuschneiden. Es ist eine Tatsache, dass man sich vom Großteil der Information in einem bestimmten Spektrum abschirmt, wenn man Schwarz trägt. Dieser Neutrino-Strom ist der sichtbare Lichtanteil, unendlich klein, gemessen am anderen Spektrum, aber der für das Lebendigsein so wichtige farbige Bereich. Sonst würden unsere Sinne anders arbeiten. Dieser Bereich ist für das physische Leben außerordentlich wichtig. Er macht uns sexy. Wir leben hier in diesem Gürtel zwischen dem 35. und 45. Breitengrad. In diesem begnadeten Gürtel leben die Reichen, die Satten. Hier, in diesem Breitengrad, wird die Welt ernährt. Obwohl wir in einem begünstigten Paradies leben, gibt es bei uns diesen Ausschluss. Vor einigen Jahren wurde dies noch aktiv gelebt. Wenn eine Frau zur Witwe wurde, hatte sie für den Rest ihres Lebens schwarz zu tragen. Diese engstirnigen Strukturen sind eine Katastrophe und lassen auch viele Kirchen immer weniger lebendig erscheinen. Klosterschwestern und Pfarrer kleiden sich ebenfalls in tiefem Schwarz und wundern sich, dass sie mit ihren toten Informationen immer weniger Menschen begeistern können. Diese Kälte konnte ich bei den österreichischen Bischöfen selbst hautnah erleben. Das ist wie Frösteln im Hochsommer! Einer gab mir sogar meine Visitenkarte zurück ...

In unserer Schulzeit hatten wir zwei Pfarrer im Religionsunterricht. Ich kann mich bis heute nicht daran erinnern, diese „Gottesdiener" jemals lachen gesehen zu haben.
Obwohl mein Opa 15 Jahre lang dem Beruf des Totengräbers nachging und angeblich eine besonders gute Beziehung zum Pfarrer hatte, wurde ich nicht bevorzugt. Der Herr Pfarrer war schwerhörig und forderte uns Schüler auf, still zu sein oder lauter zu reden. Ich habe mich damals für das lautere Reden entschieden, was mir dann allerdings „eine gesunde Watschn" eingebracht hat!
Ein anderes Mal hat unser Pfarrer sein Religionsbuch auf meinen Kopf geschlagen, sodass sich das ganze Buch in seine Bestandteile aufgelöst hat. Da er sich nicht mehr so gut bücken konnte, forderte er mich auf, sein Buch wieder zusammenzufügen und die einzelnen Seiten zu ordnen. Mit Tränen in den Augen und einem gleichzeitig frechen Grinsen kam ich der freundlichen Aufforderung nach!
Ich weiß nicht, ob mir diese Zeit mit dem Pfarrer gut getan hat, ich weiß nur, dass ich mich von ihm jedenfalls nicht als Ministrant habe anwerben lassen.
Da mein Vater Briefträger war und jeden Tag die Post in die Schule und ins Pfarrheim brachte, erfuhr er aus „erster Hand" von der Watschn ... und so gab es zu Hause noch eine Draufgabe!

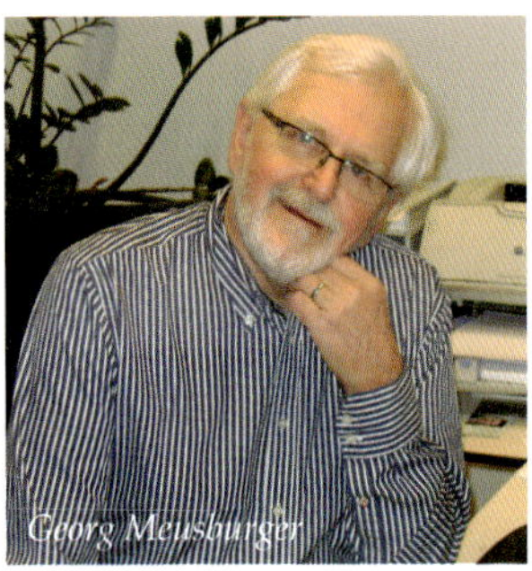

Natürlich gibt es auch Ausnahmen, wie meinen Freund Pfarrer Georg Meusburger. Er ist auch der bestangezogenste Pfarrer, den ich kenne. Sein Lieblingszitat aus Mauretanien ist: *„Wer nicht reist, wird nicht den Wert der Menschen schätzen lernen"*.
Er organisierte im Pfarrheim eine Großleinwand, um Fußballmatches anzusehen! FULL HOUSE

Wie würde eine Kirche aussehen, wenn die Stimmung des gemütlichen Plauderns vom Kirchenplatz auch während des „Gottesdienstes" noch anhalten dürfte?
Wenn sich die frustrierten, ernsten Mienen der Menschen in lachende Gesichter verwandeln dürften?

Die Kirche könnte ein wundervoller Platz sein, das Leben zu feiern. Wo faszinierende Geschichten erzählt werden.
Wenn jeder in sich seinen persönlichen Rockstar erkennt.
Bergmessen oder Naturgottesdienste boomen. Es gibt traumhafte Kirchenkonzerte, wo der Umschwung tatsächlich spürbar ist!

Wenn es anstatt: *„Dein Wille geschehe"* heißen würde: *„Lass deinen Willen mit meinem übereinstimmen"*.
Wenn statt Ehrfurcht, Wertschätzung gelebt wird.
Wenn dort, wo am meisten gelogen wird, authentisch gelebt wird.
Vielleicht trägt die Symbolik des Kreuzes, an dem Jesus gekreuzigt wurde, auch dazu bei, dass die Anzahl der Kirchenaustritte stark zunimmt, der Machtanspruch von Pfarrern stark abnimmt.

Dieses Kreuz wird als das heiligste Symbol verehrt. Ich schätze es sehr. Für mich hat dieses Kreuz jedoch mehr mit Tod als mit Leben zu tun. Wenn du dich mit Energie beschäftigst, wirst du feststellen, dass die Energie eines Kreuzes das Symbol der unveränderbaren Stabilität ist. Es stellt eine beträchtliche Fixierung dar. Energie lässt sich nicht mehr bewegen. Es gibt Leute, die hängen sich so was um den Hals. Natürlich hängt auch hier wieder ein ganzer Wirtschaftszweig und damit eine Lobby dran. Auch ich habe damals noch unwissend meinem lieben Patenkind Peter zur Taufe „ein goldenes Ketterl mit Kreuzanhänger" geschenkt.
Es wird Angst und Furcht geschürt. Ich hoffe und wünsche meinem Namenspatron Papst Franziskus, dass er vielen Gläubigen wieder Hoffnung und Leben einhaucht. Dass er ein farbiger, bunter Papst ist.
Gott ist in jedem von uns. Er übernimmt sofort das Ruder unseres Lebens, wenn wir es dankend zulassen.

Die Sonne durch den Bauch schieben ...

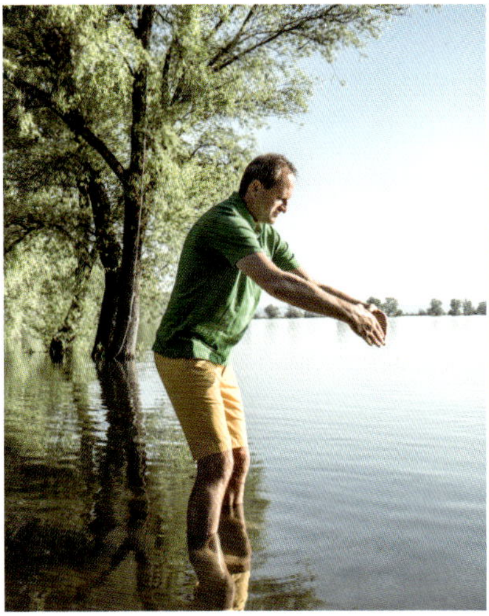

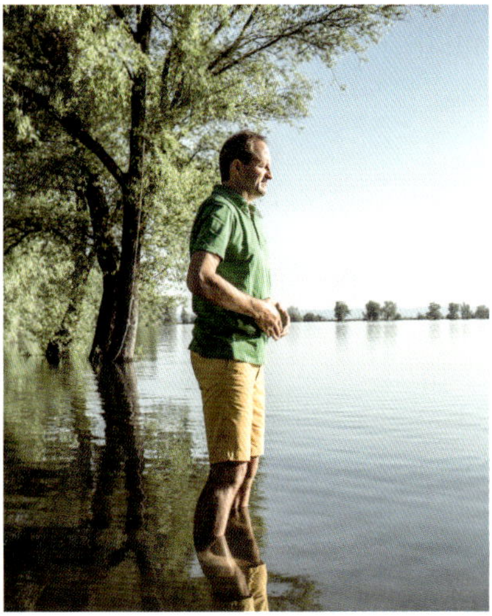

Ich bin bei fast jedem Sonnenaufgang dabei, weil ich erfahren habe, dass die Sonne für mich die größte und wunderbarste aller Hostien ist. Das Aufnehmen von Sonnenenergie erfüllt alle Organe mit warmer Kraft. Der Blick in die Morgenröte regeneriert außerdem unsere Goldreserven. Den Mineralstoff Gold benötigen wir dringend zur Regenerierung unserer zentralen Mark- und Gehirnsubstanzen. Die Knochen freuen sich über das Vitamin D-3, dass sie ordentlich mit Kalzium versorgt werden und das Immunsystem gestärkt wird. Du kannst dir das so vorstellen: Ein Knochen mit lachenden Gesichtern, „SMILIES".

Der Blick in des Himmels Blau unserer Sauerstoffreserven macht uns auch gescheit. Erinnern wir uns doch daran, dass wir Lichtwesen sind! Je energie- und lichtvoller unsere Nahrung ist, umso mehr Licht und Energie wird deinen Zellen zur Verfügung gestellt.

„Ich mache oft die Übung, die ich von dir bekam.
DIE SONNE DURCH DEN BAUCH SCHIEBEN – das tut so gut!
Vielen Dank für alles!" Martha

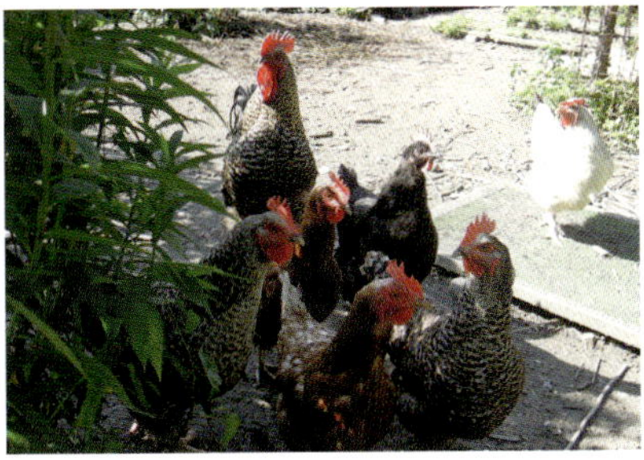

Von welchem Huhn hättest du lieber deine Eier oder deine gegrillte Keule, sofern du noch nicht Vegetarier bist?
Von einem freilaufenden oder einem eingesperrten Tier?

Bedenke: zwei Drittel der Kühe haben noch nie die Sonne gesehen und bekommen kein frisches Gras! Lebende Zellen speichern Licht und steuern ihre Funktionen mit Lichtenergie und Lichtgeschwindigkeit. Die ultraschwachen Lichtstrahlen lebender Zellen werden Biophotonen genannt. Sie bilden die biologische Qualität von Lebensmitteln. Für die Beurteilung der biologischen Qualität von Naturprodukten sind vor allem zwei Grundgrößen entscheidend: Die Biophotonenabstrahlung und die Biophotonenspeicherkapazität. Je mehr Biophotonen ein Nahrungsmittel oder Vitalstoffpräparat enthält, desto hochwertiger ist sein biologischer und bioenergetischer Wert. Ich habe dazu mit der Kaiserin der Heilpflanzen, der Aloe Vera, geniale Erfahrungen gemacht. Die hohe Biophotonen-Anzahl der Aloe Vera erinnert alle lebendigen Zellen daran, dass sie selbst auch Licht sind, und trägt dadurch dazu bei, dass sich die Körperzellen wieder regulieren.

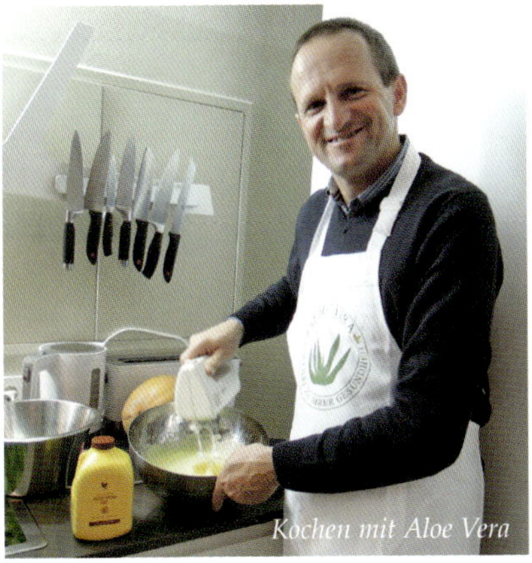

Kochen mit Aloe Vera

Die Sonne wird auch die Lampe des Universums genannt. Sie erhellt die Welt und dank ihres Lichtes können wir sehen. Ungern erinnere ich mich an sehr viele schmerzliche Sonnenbrände. Seit mir der bewusste Umgang mit der Sonne vertraut ist, bietet für mich eine Aloe

Vera-Sonnencreme, durch die Wirkung der Aloe Vera als Sonnenpflanze, den größtmöglichen Schutz – die Aloe Vera weiß genau, was die Sonne auf unserer Haut macht. Es wird auch hier übertrieben und mit der Angst rund ums „Sonne-Genießen" viel Geschäft gemacht. Ich empfehle euch und euren Kindern einen liebenden, schonenden Umgang mit der Sonne. Spüre wann mit dem Sonnenbaden genug ist. Die Morgensonne ist für Babys und Kleinkinder am geeignetsten. Die Balance von Sonne und Schatten ist auch hier das Geheimnis.

Wenn die Sonne uns kein Licht spendet, dann verwenden wir andere Lichtquellen, wie Glühbirnen, Kerzen, Lagerfeuer, Taschenlampen oder Scheinwerfer. Die Gegenstände sind also nur insoweit sichtbar, als ein Licht auf sie fällt, das sie erhellt. Dies ist ein Gesetz der materiellen Welt. Aber es ist auch ein Gesetz der spirituellen Welt. In dieser gibt es allerdings keine Lampe, die wir einschalten können, so wie wir es in unserem Zimmer oder Treppenhaus tun. Wenn wir in der spirituellen Welt klar sehen wollen, müssen wir selbst Licht sein! Deshalb sind nur so wenige Menschen fähig, auf der geistigen Ebene etwas zu sehen. Sie warten darauf, dass die Gegenstände angestrahlt werden. Dabei wäre es ihre Aufgabe, Lichtstrahlen auszusenden, dank derer sie sehen können. Sei auch du Licht!

Wenn wir fortfahren und uns an den Sonnenstrahlen wärmen, werden alle göttlichen Samen in uns wachsen.

Also, auf zur SONNE!

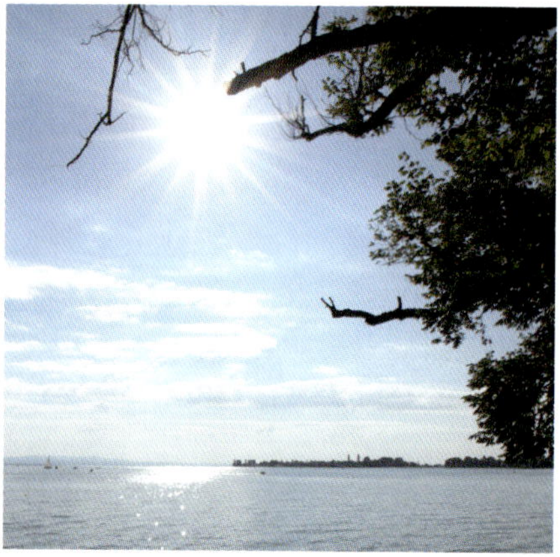

Die Liebesübung der Lunge

Wir sind über unseren Atem mit allen Menschen dieser Erde verbunden. Wir atmen täglich rund 21.000-mal ein und aus. Das Atmen ist so selbstverständlich wie das Trinken und Essen. Und gerade deshalb, weil es so alltäglich ist, hat die Art und Weise, wie wir atmen, eine tiefreichende Wirkung auf unsere Gesundheit und Lebensfreude.

Der Atem beeinflusst durch Tiefe und Rhythmus verschiedene Störungen. Bei vielen traurigen Menschen habe ich festgestellt, dass durch die tiefe Traurigkeit die Fähigkeit zu heilen sehr stark ausgeprägt ist. Dennoch rate ich diesen Menschen, zuerst gut auf sich zu schauen, heftige Gefühlsausbrüche zu vermeiden und in ihrem Innersten zur Ruhe zu kommen.
Mein Appell an alle Raucher:
Freundet euch mit eurer Lunge an.

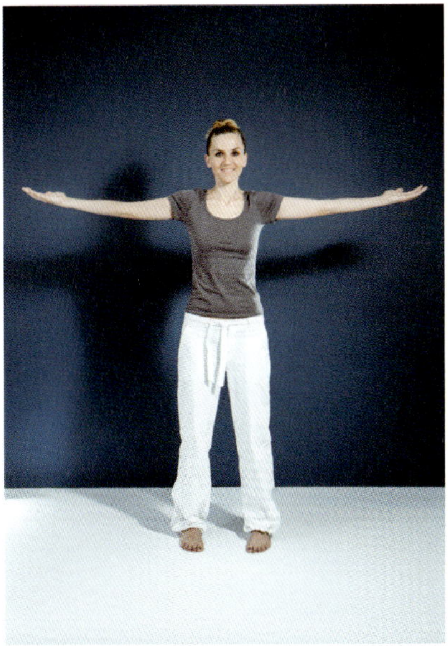

- Stelle dich schulterbreit an einen ruhigen Platz
- Lasse bei deinen Füßen das Gefühl von Wurzeln entstehen
- Die Zehen schauen sich an und lächeln sich zu
- Hebe beide Hände seitlich mit den Handinnenflächen zum Himmel
- Strecke und dehne deine Finger ganz weit
- Erweitere deinen Horizont
- Zaubere jetzt jeweils einen bunten Ball in deine Hände
- Achte darauf, dass die Bälle in der geöffneten Handinnenfläche ZUR RUHE kommen

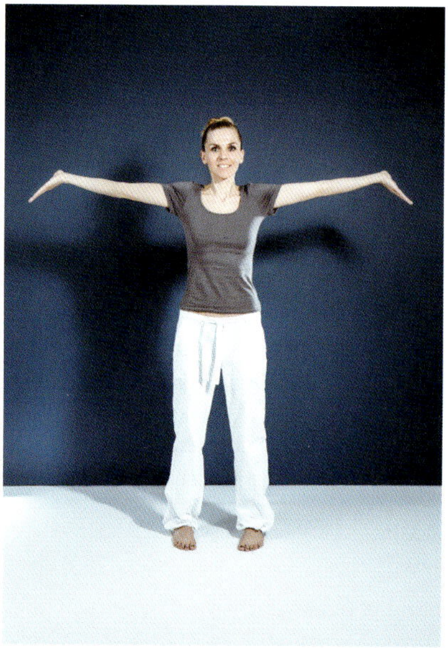

- Drehe nun deine Handflächen nach hinten und wirf gedanklich die Bälle weg
- Drehe die Handinnenflächen wieder zum Himmel
- Fingerspitzen zeigen zur Erde

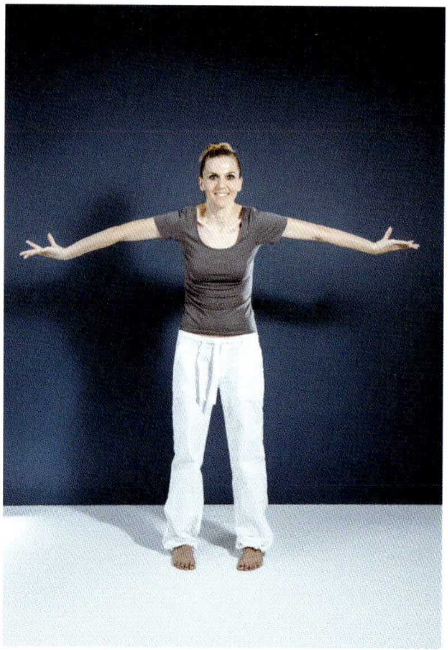

- Nimm beide Hände über die Brust nach vorne
- Strecke dieses Mal die Ellbogen in den Himmel – Bälle vorstellen
- Beide Handinnenflächen zeigen wieder zum Himmel
- Drehe nun die Handinnenfläche Richtung kleiner Finger nach vorne
- Die Bälle sind weg
- Fingerspitzen zeigen zur Erde
- Drehe die Handinnenflächen wieder zum Himmel

Wiederhole diese Übung in der Zeit von 07.00–09.00 Uhr täglich jeweils 9-mal mindestens einen Monat lang. Wenn du hier Erfahrungen gemacht hast, lass es mich wissen!

Mein Qigong-Lehrer, Dr. med. Gerhard Wenzel, hat einmal gesagt: „Die meisten Asthmaanfälle und Lungenprobleme haben ihren Höhepunkt in der Zeit zwischen 03.00–05.00 Uhr."

Mit dieser Übung ist es möglich, auf einfache Art sämtliche Anfälle zu reduzieren oder gar zum Verschwinden zu bringen.
Meine persönlichen Erfolge bestätigen dies.

Zwei Beispiele:
Mein lieber Freund Herbert Schwinger, 80 Jahre jung, aus dem schönen Kleinen Walsertal, kommt drei Jahre, nachdem ich ihm diese einfache Übung gezeigt habe, mit ausgebreiteten Armen auf mich zu, um mich zu begrüßen: *„Mein Engel"*, sagt er zu mir, *„dir habe ich es zu verdanken, dass mich mein seit Jahren behandelnder Arzt nicht mehr so oft sieht. Als du vor ca. drei Jahren zu mir gekommen bist, habe ich für mein großes Lungenproblem mehrere Medikamente in mich hineingeworfen und war 3-mal wöchentlich beim Arzt! Nach ungefähr einem Monat benötigte ich keine Medikamente mehr – ich war jetzt nach drei Jahren wieder das erste Mal beim Arzt! Er hat gefragt, ob ich vielleicht „fremdgegangen" bin (zu einem anderen Arzt)? „Nein – Mir geht's einfach göttlich!"*

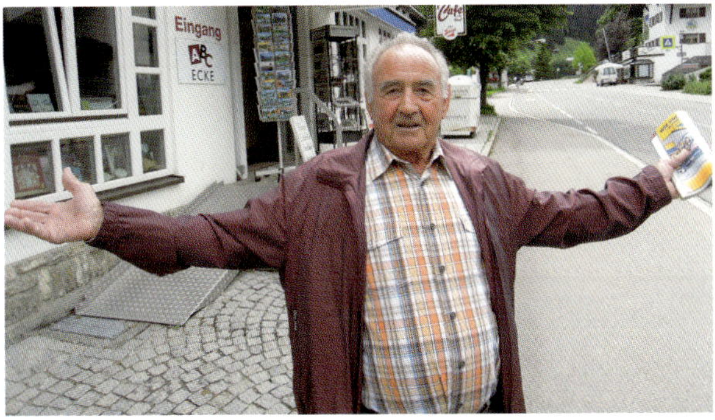

Ich mache meine „Liebesübung der Lunge"!

Meine liebe Tochter Sara hatte Pseudokrupp, der heftige Erstickungsanfälle auslöste. Bei jedem „kleinen Huster" waren wir in Saras Kinderzimmer und quälten uns abwechselnd viele Nächte mit einem Beatmungsgerät, bei offenem Fenster, bei Minusgraden, nächtlichen Spaziergängen etc. vor lauter Angst, unser Liebling könnte ersticken!

Du kennst sicher den bezaubernden Kinderfilm „WICKIE und die starken Männer".

Da ich aus der Region der „Fußball-Wikinger" – so werden die erfolgreichen Rieder Fußballer genannt (weil sie vielen top Mannschaften zeigen, wie man mit Freude, Temperament, Teamgeist, Liebe und Spielwitz Fußball spielen kann) komme, habe ich einen ganz besonderen Zugang zu „Wicki" und seinen Ideen!

Genauso eine Idee kam mir auch bei meiner Tochter: ICH HAB' S!!! und dann hab ich mit den Fingern geschnipst.

Zurück zu ihren Erstickungsanfällen.
Es gibt ja, außer unserer Uhr, die uns oftmals nicht zur Ruhe kommen lässt, eine noch viel intelligentere Uhr – die Organuhr!

Jedes Organ hat seine Wirkzeiten. Jeweils zwei Stunden Flut – und zwei Stunden Ebbe! Laut Dr. Wenzel findet die Mehrzahl dieser Lungenanfälle in der Zeit zwischen 03.00 und 05.00 Uhr früh statt – bei Sara war es ebenso!

Als Wikinger aus Ried im Innkreis machte ich mich auf den Weg!
Na klar!

Von 03.00 – 05.00 Uhr früh ist die Lunge in der Flut – die Flut heißt ausdehnen ... ok!
Auf der anderen Seite hat die Blase Ebbe ... na klar!
Was ist die Blase aber rein körperlich um diese Zeit?
VOLL ... von den Schlauesten unter euch kommen jetzt vielleicht Ein-

wände ... auf die möchte ich aus Zeitgründen nicht eingehen, sonst schreibe ich ein ganzes Buch ausschließlich zu diesem Thema!
Da die Blase voll ist, drückt sie auf die Lunge, die sich ausdehnen möchte, sie hat aber zu wenig Platz. Die Ergebnisse sind Pseudokrupp, Asthma oder andere Erstickungsanfälle.
Ich habe seit dieser Entdeckung den Wecker auf 02.00 Uhr früh gestellt, Sara zur Toilette gebracht, der Druck war weg. Sara hat ohne Husten weitergeschlafen! Seitdem hat Sara keine derartigen Atembeschwerden mehr. Dieses Spielchen mit den Organen lässt sich auch auf alle anderen Organe ausweiten!

Die Lunge hat natürlich nicht nur mit der Atmung zu tun. Auch die Traurigkeit ist in ihr gespeichert!
Die tiefe Atmung ist ein Bedürfnis nach Zuneigung.
Die Zweifler kommen deshalb nicht von der zurückhaltenden und zurückgezogenen Stimmung in die Freude, weil genau zwischen diesen beiden Emotionen, Trauer und Freude, ein Hindernis aufgestellt ist: ZWEIFEL: ein Zweifler wird immer zweifeln.
Durch die Übung der Zärtlichkeit kann dieser emotionale Zustand verändert werden.

Übung der Zärtlichkeit

- Der rechte Daumen drückt das rechte Nasenloch zu
- Einatmen links
- Der rechte Mittelfinger drückt das linke Nasenloch zu
- Ausatmen rechts
- Einatmen rechts
- Der rechte Daumen drückt das rechte Nasenloch zu
- Ausatmen links
- Einatmen links

Das Ganze wiederholt sich nach Belieben.
Durch die Übung der Zärtlichkeit wird der Zweifel überwunden, der als Hindernis zwischen Traurigkeit und Freude steht.
„Depression", was so viel bedeutet wie „Schwermut", kann über die

Atmung über lateinamerikanische Tänze und Bauchtänze wieder in LEICHT-MUT umgewandelt werden. Vorausgesetzt, du bist bereit, aus deiner Baby- oder Opferrolle herauszukommen!
Auf Höhe des Bauchnabels befinden sich am Rücken die Lebensfreude und unser „Heizkörper". Durch bewegte Tänze wird die Lebensfreude wieder aktiviert. Auch Bergwanderungen, Baden oder einfach mal etwas anderes zu tun als das Übliche, können sehr wirksam sein.

EX ...

Ein ganz einfacher Schlüssel, um einen Beziehungsknoten wieder aufzulösen, ist die beiden Buchstaben „Ex".

Der Ex-Partner
Der Ex-Job
Der Ex-Chef

Beim Ex-Partner war es früher vielleicht der „SEX PARTNER", mit dem wir unsere wunderbaren Kinder gezeugt haben.
Irgendwann haben die meisten den oder die Ex so richtig festgehalten.

Wenn es uns gelingt, unsere ehemaligen Partner statt den oder die „EX", „den Vater" oder „die Mutter unseres wunderbaren Kindes" zu nennen, oder „mein erster Mann" oder „meine erste Frau", dann entsteht sofort eine andere energetische Wertschätzung.

Wir vermitteln damit auch unseren Kindern ein anderes Bild von Mann/Vater- oder Frau/Mutter-Sein. Und diese Rolle könnten wir alle noch viel besser und mit viel mehr Freude spielen.
JUST THE GAME.
Jeder Abschied kostet Tränen, auch wenn man sie nicht sieht!!

Diese Aussage betrifft alle unter uns. Vor allem die Humorlosen, hektisch überheblich Lustlosen, die häufig Stuhlverstopfung haben. Also, auf zum SAMBA-Tanzen, damit auch der Stuhl wieder leichter bewegt wird! Basische Einläufe wirken hier zusätzlich oft Wunder!

Beim Einlauf wird vom „Ofen Asche“ herausgenommen, damit er wieder besser „zieht“! Der Einlauf gehört zur regelmäßigen Körperpflege! Ich empfehle mindestens alle drei Monate einen Einlauf. Einlaufgeräte gibt es in jeder Apotheke.

Es ist wie Tee trinken von unten!

Wenn man gleichzeitig rennt und seinen Darm entleert,
bekommt man Scheiße an den Füßen.
Italienisches Sprichwort

Bedeutung des Sprichworts:
Dieses doch sehr deftige Sprichwort aus Italien besagt im Prinzip, dass man nicht zwei Dinge gleichzeitig machen soll, weil man dann gar nichts richtig macht. Alles zu seiner Zeit.

Was ist heute das Wichtigste?

Die Blume des Lebens

Stelle die Ordnung des Lebens wieder her

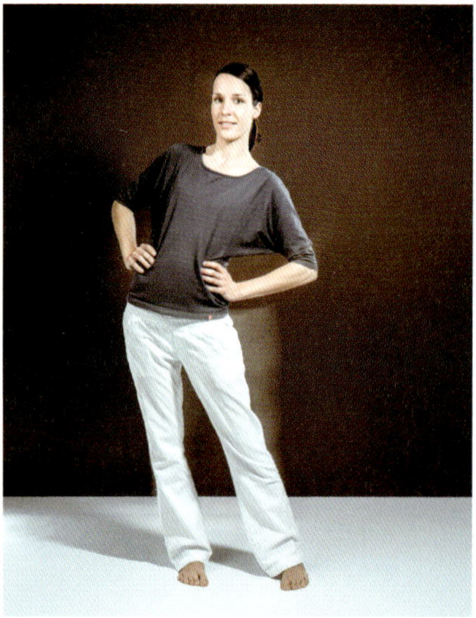
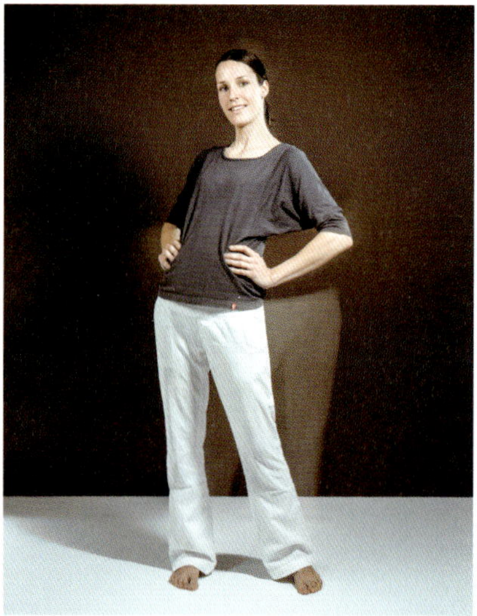

- Sie ist die kreativste Übung auf unserem Planeten
- Sie ist die Übung, die uns am meisten öffnet
- Sie stärkt deinen Mut und deinen Elan
- Sie entwickelt auf der tiefsten Ebene, in deinem autonomen Nervensystem, Harmonie in jeder Zelle
- Sie unterstützt deine Entscheidungsprozesse, sodass sich Klarheit über deine Wertevorstellungen einstellt
- Die Richtung, in die du dich bewegst, ist wichtiger als einzelne Ergebnisse
- Bei der *„Blume des Lebens“* bewegen wir uns gegen den Uhrzeigersinn nach links
- Sie erzeugt eine göttliche Schwingung in der Seele
- Sie aktiviert deine Lebensfreude und unterstützt deine Gesundheit und Vitalität

- Sie löst emotionsgeladene Konfliktthemen in dir
- Sie wärmt deinen Körper
- Reguliert deine emotionalen Zustände
- Sie verbessert deine Konzentrationsfähigkeit, Erfolg stellt sich leichter ein
- Aufmerksamkeitsstörungen bei Kindern werden reguliert
- Dein Kraftreservoir wird wieder ausgeglichen
- In den Pobacken sind die konservativen Erfahrungen gespeichert – die Klosterregeln sowie die Vorurteile. Diese können wieder gelöst werden.

Deine Pobacken werden durch die *„Blume des Lebens"* wahre Glückspilze, sie unterstützen dich in deinem Urteilsvermögen, das wiederum zu einem besseren Leben führt.

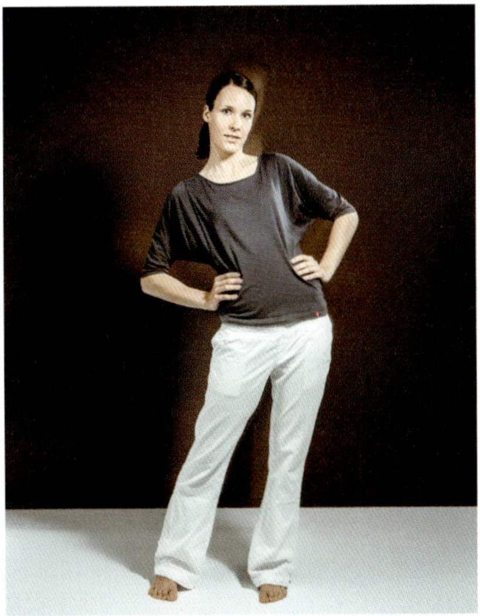

- Sie macht deinen Körper elastisch und deine Wirbelsäule beweglich.
- Sie stärkt deinen Rücken
- Sie befreit gestaute Energie in deinem Körper
- Sie hilft mit, deinen Atemrhythmus zu regulieren
- Sie ist ein Weisheits- und Freudentanz

SIE BESINNT DICH AUF DIE EINFACHHEIT DES EIGENEN LEBENS!

Mit Freude das Becken bewegen und aus dem Herzen singen.

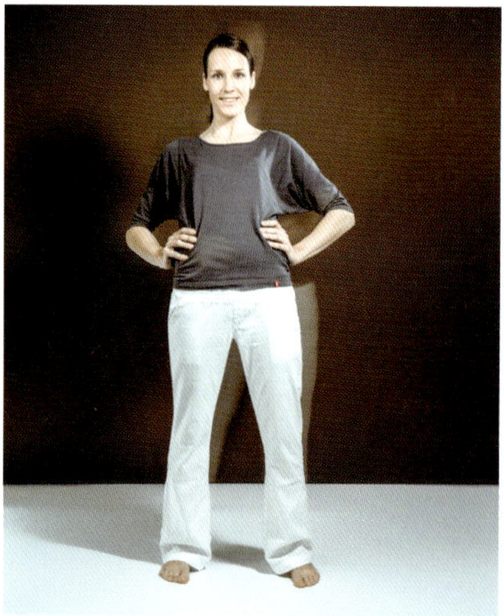

Die Vorbereitung:

- Stell dich schulterbreit auf die Erde
- Lass unter deinen Füßen das Gefühl von Wurzeln entstehen

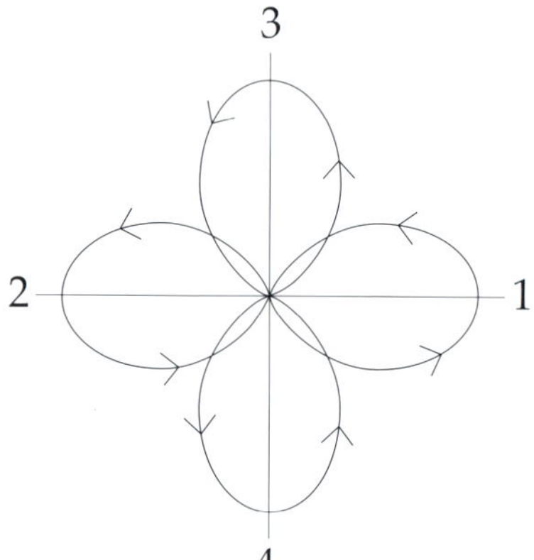

1. Beginne, mit deinem Becken einen Kreis zu ziehen (siehe Abbildung: auf die rechte Seite einen Linkskreis und wieder zur Mitte)
2. Nun einen Kreis auf die linke Seite, der Kreis wird immer in Linksdrehung ausgeführt und wieder zurück in die Mitte, bis du mit deiner Steißbeinspitze genau in der Mitte dieser vier Kreise angekommen bist
3. Einen Kreis nach vorne und wieder zur Mitte
4. Einen Kreis nach hinten und wieder zur Mitte

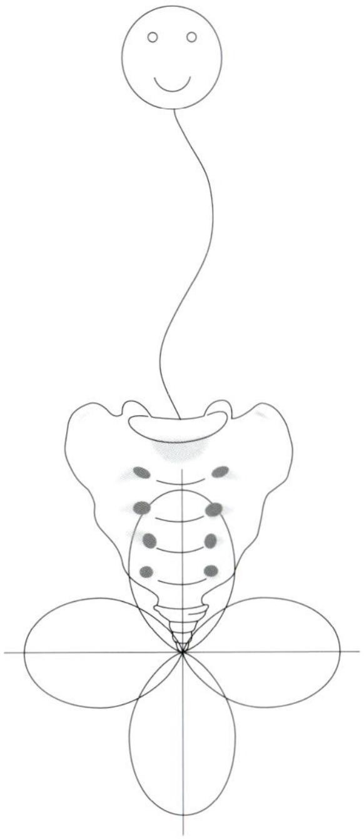

Diese Vorübung wird ausgeführt, um eventuelle Blockaden aufzulösen.
Die Kreisbewegungen haben die Fähigkeit, die hellen und dunklen Kräfte des Menschen zu beleben und sie zu einer möglichen Vereinigung zusammen zuführen.

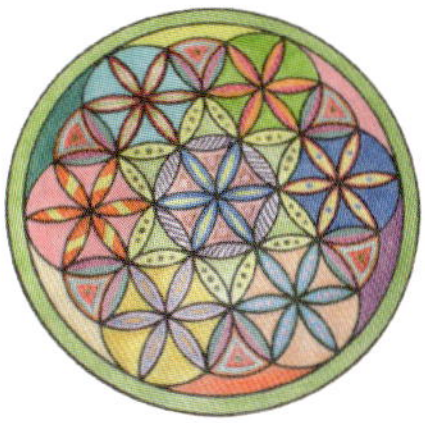

Künstlerische Gestaltung
Elisabeth Wirth

Wirbelsäule

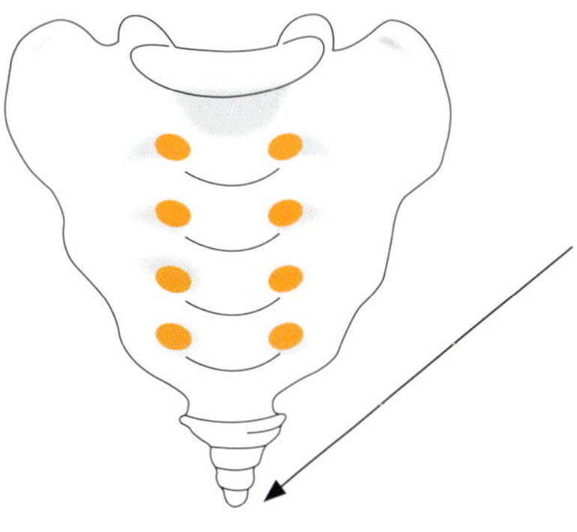

Bei der *„Blume des Lebens“* wird unser zweites Herz beatmet.
Unser zweites Herz atmet hier an der untersten Stelle der Wirbelsäule am Steißbein.

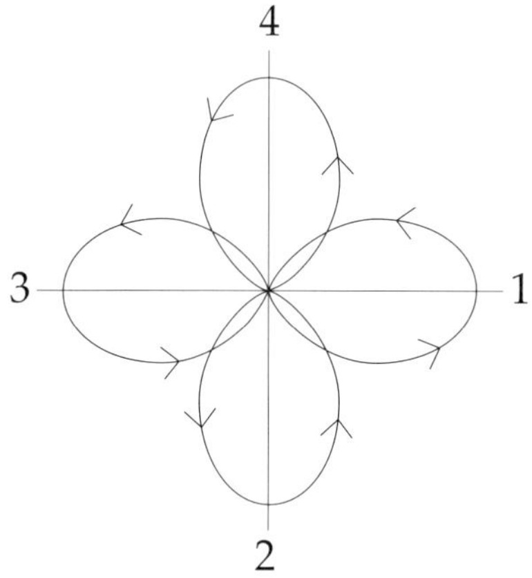

- Führe diese Kreisbewegungen drei Minuten aus.
- Dann beginne mit der *„Blume des Lebens"*
- Nimm Dein Becken wahr und lächle deinem Becken zu.
- Hier verändert sich die Kreis-Reihenfolge. Beginne, drei Minuten zu kreisen.

Hast du irgendwo Schmerzen?

Dann stelle dir die Übung gedanklich vor.
Schließe dabei deine Augen und sieh nach innen zu deinem Becken und spüre in deine Blockade hinein. Lächle deinen Schmerzen zu, sie dürfen da sein!
Stelle dir ein buntes Reinigungs- und Poliertuch vor, das dort, wo die Kreisbewegungen unrund und eckig sind, dein ursprüngliches, rundes und bewegliches Muster gereinigt und wiederhergestellt wird.
Nimm deine Schmerzen gedanklich in den Arm wie ein kleines Kind und höre, was sie dir sagen.
Wie bei einem Gespräch mit deinen Kunden oder Mitarbeitern.
Ich hoffe, du hörst ihnen zu.

Bedanke dich!

Von der Bewegung zur Musik

Die *„Blume des Lebens"* hat einen ganz speziellen Rhythmus.
Wenn wir sie mit diesem Gleichklang der Musik verbinden, fällt es uns noch viel leichter, die Gesetze der Harmonie zu erfüllen.

Ich empfehle euch mein Lied „Wie gehts" und das GAJATRI-MANTRA
für die *„Blume des Lebens"* als musikalische Begleitung. Mantra heißt wörtlich: *„Instrument des Denkens-Rede"* und bezeichnet eine meist kurze, trommelhafte Wortfolge, die oft wiederholt wird.

Das Gajatri-Mantra ist ein viele tausend Jahre altes und sehr starkes vedisches Mantra.

Es dient dazu, negatives Karma aufzulösen.
Es schützt, reinigt und führt zur Erleuchtung.

Wenn ich auf dem Fahrrad sitze, dann singe oder pfeife ich dieses Mantra!

Auf meiner abenteuerlichen Reise zu meinem Buch "Wie geht's!" fügte es sich, dass ich der Komponistin und Autorin Christine Nachbauer begegnete. Ihr Lied *„Auf dich kommt es an"* hat sich schon lange vor dieser ersten Begegnung mit ihr mein Herz berührt und war bereits Teil eines Motivationsrituals beim HC Bodensee geworden.
Aus den unzähligen Gesprächen mit dieser Künstlerin ergab sich die Idee, speziell für mein Buch einen Titelsong zu schreiben. Christine Nachbauer teilte mir mit, dass sie in dem Song „Wie geht's" die Melodie des Gajatri-Mantras einbauen möchte und dieses Lied mit einem tanzbaren Rhythmus versehen möchte. So kann man den Motivationssong fröhlich mitsingen, das Gajatri-Mantra mitpfeifen und noch dazu *„Die Blume des Lebens"* beschwingt ausführen. Ein Lied, das Lebensfreude aktiviert (*„Blume des Lebens"*), geistig reinigt (Gajatri-Mantra) und positive Lebensimpulse gibt („Wie geht's?").
Und wieder schließt sich für mich der Kreis. *„Die Blume des Lebens"*

– Das Gajatri-Mantra und das Lied zu meinem Buch „Wie geht's?" finden in der Komposition von Christine Nachbauer zwischen Erde, Luftraum und himmlischen Regionen eine Vereinigung.

Das Musikvideo zu „Wie geht's?" kann online angehört werden unter *http://www.youtube.com.* Einfach Christine Nachbauer und „Wie geht's?" eingeben und los geht's.

Es erinnert mich, den Augenblick bewusster wahrzunehmen und zu genießen.

Die Musik ist eine Macht, sie regt Emotionen und Gefühle an und gibt dir Schwung. Aber das ist nicht alles. Deine Emotionen, Gefühle und der Schwung müssen ausgerichtet werden und für diese Ausrichtung ist die Richtung entscheidend.

Das Universum selbst ist Musik und schwingt in derselben Richtung, wie es die *„Blume des Lebens"* uns lehrt.

Es ist auf den Gesetzen der Harmonie gegründet und von den Gesetzen der Harmonie regiert.

Die kosmische Intelligenz hat allen Geschöpfen eine bestimmte individuelle Note, einen Klang, eine Stimme gegeben, damit sie eine Symphonie im Universum bilden können.

Bedenke, dass die gesamte Schöpfung hier und jetzt dabei ist, zu singen und du der eigentliche Popstar bist, der durch die *„Blume des Lebens"* und dem Gajatri-Mantra frohlockt!
Du fügst dadurch deine Stimme in dieses Lied ein.

Deine kleinste harmonische Schwingung auf Erden, deshalb: *„Schwingt euren Speck"*, bring dich mit der großen kosmischen Harmonie in Verbindung!

Beim Lied „Wie gehts" und beim Gajatri-Mantra geht's ...

- um die lebensspendende strahlende Energie der Sonne, die von der Wissenschaft immer mehr als Neutrino-Strom identifiziert wird (darüber mehr im Sonnenkapitel)
- um eine aktive Passivität oder eine passive Aktivität des Menschen, dieses innige Lieben, innige Hingabe
- um die Verbindung von tagesbewusstem Verstand, Spirituelles / Wachsein, Intelligenz, mit der spirituellen Realität der Gnade, die sich zur Weisheit verbindet, welche uns erleuchtet
- um unseren Atem, im speziellen um die Einatmung
- um die höchste, innigste Liebe, zu der wir Menschen fähig sind, nicht die allumfassende, universelle göttliche Liebe, sondern die lebendige menschliche Liebe; nicht die sexuelle oder körperliche Liebe, sondern spirituelle – die Hingabe –(die ist ja auch für die Höhenangst verantwortlich)

Gerne erinnere ich mich an die österreichische Staatsmeisterschaft im Handball 2005. Unsere Jungs wärmten sich vor den Spielen und in den Pausen mit diesen kraftvollen Klängen in der „Teufelsarena", so heißt die Handballhalle in Hard auf.
Diese Ausrichtung auf die Liebe erzeugt ein Siegesgefühl. Es war mir klar, dass unser „FUNTEAM" den Staatsmeistertitel mit dieser Unterstützung gewinnt! Daraus haben wir die Kraft genommen und mit zwölf Jungs und deren begeisterten Eltern den neuen Handballverein den HC Bodensee gegründet!

Unter dem Motto: *Wahr ist alles, was funktioniert ...*

Dieses Gajatri-Mantra gibt es in verschiedenen Varianten!
- 28-mal
- 108-mal
- 148-mal oder öfters zu singen und darauf zu achten, dass es sich durch drei teilen lässt!

Berühre deine Wut

Wut, Zorn, Gram und nicht gelebten Groll in Kreativität verwandeln

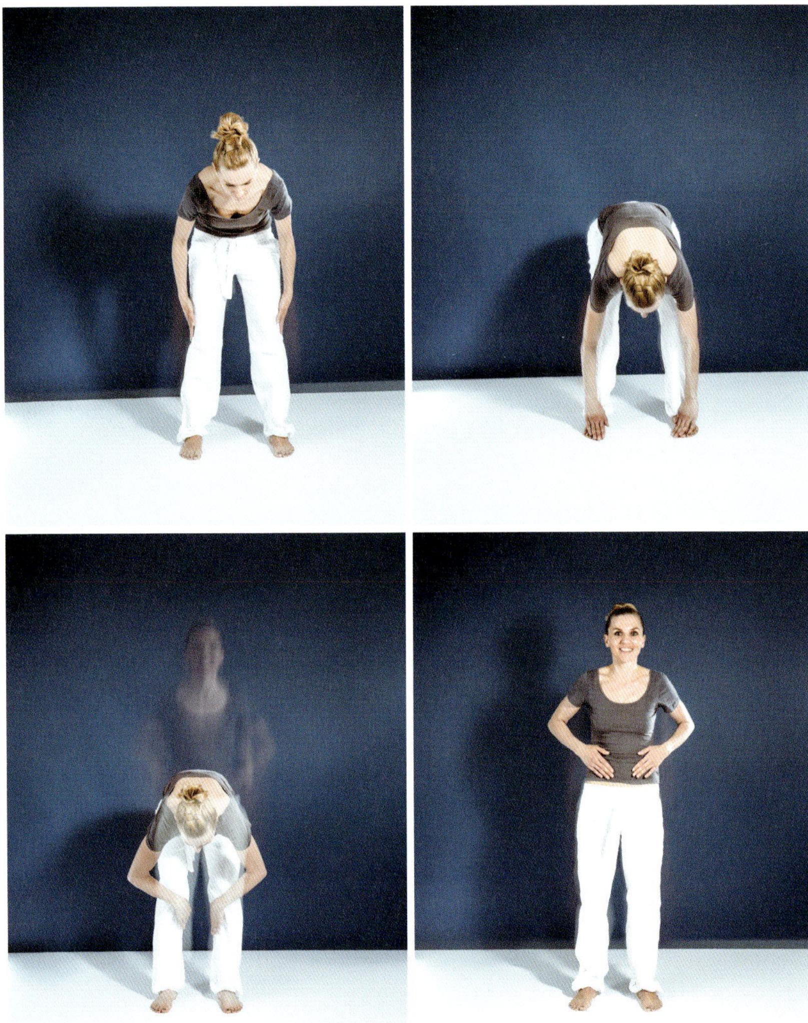

1. Bild

- Stelle dich schulterbreit auf die Erde.
- Deine Hände hängen einfach seitlich herunter.
- Dort, wo die beiden Mittelfinger zu liegen kommen, beginnst du ganz sanft, nach unten Richtung Knöchel zu streichen.

2. Bild

Du bückst dich und umkreist deine äußeren Knöchel,
streichelst weiter Richtung kleinen Zehen bis zu den großen Zehen,
streichelst weiter Richtung inneren Knöchel.

3. Bild

Führe deine Hände seitlich von deinen Waden über deine Knie nach oben, währenddessen richtest du deinen Oberkörper wieder auf.

4. Bild

- Über deine Leisten und Beckenknochen berührst du deinen Bauch: Lächle ihm zu!
- Dann führst du beide Hände wieder über deine Hüften in die Ausgangsstellung, bis die Hände seitlich vom Körper wieder herunterhängen.

Wiederhole diese Übung als Frau 7-mal und als Mann 8-mal.

Meine positiven Erfahrungen bei nächtlichen Wadenkrämpfen zwischen 03.00 und 05.00 Uhr früh sind beachtlich.
Du kannst auch zwischen großer Zehe und Zeigezehe auf beiden Seiten nach vorne massieren, oder den Nagelfalz der großen Zehe auf der Fußinnenseite drücken, wenn sich hartnäckige Krämpfe nicht lösen lassen.

Das Thema in der Gallenblase und in der Leber handelt von Wut und Zorn: *„Da kommt mir die Galle hoch!"*

HC Bodensee, unser Herzerl-Club ...

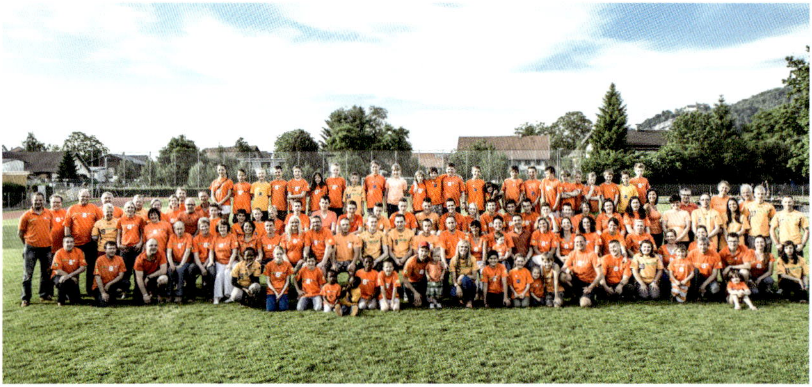

... wo selbst die Wellen gerne anlegen!
Wir sind 2006 mit zwölf Kindern gestartet, jetzt, 2013, sind es bereits 136 Kinder, Jugendliche und Erwachsene.

Unsere Vision:
„VOM KINDERGARTEN IN DIE CHAMPIONS-LEAGUE ... des Lebens"

Es gibt Erkennungsmerkmale von Firmen, Religionen, Vereinen, Familien. Unseren HC Bodensee erkennt man am Logo der Liebe.

Wir Menschen haben ein Grundbedürfnis:
Wir wünschen uns, dazuzugehören.
Beim Champions-League Finale Bayern München gegen Borussia Dortmund gehörten alle Österreicher zu Bayern München, weil ein Österreicher mitgespielt hat.
Ebenfalls alle Holländer, nachdem mein Lieblingsfußballer, der Holländer Arjen Robben, das entscheidende Tor erzielt und dadurch den bedeutenden Pokal nach München geholt hatte.
Bei der wichtigsten Nebensache der Welt – dem Fußball – ist es ganz

klar ersichtlich: Der Aufsichtsratschef redet mit dem Mann, der ihm das Weißbier auf dem Bayern München Bierdeckel serviert!

Logos sind Symbole und kommen noch weit vor der Sprache zum Einsatz.

Ich habe vor vielen Jahren meine Diplomarbeit über Hochleistungsteams geschrieben und dabei auch Bayern München genauer unter die Lupe genommen. Was ist der Unterschied, der den Unterschied ausmacht? Ganz sicherlich ist es nicht das Geld!!!
Freue dich über den Erfolg anderer Menschen.

888 ... auf dich kommt es an ...

Das Logo der Liebe

HC BODENSEE

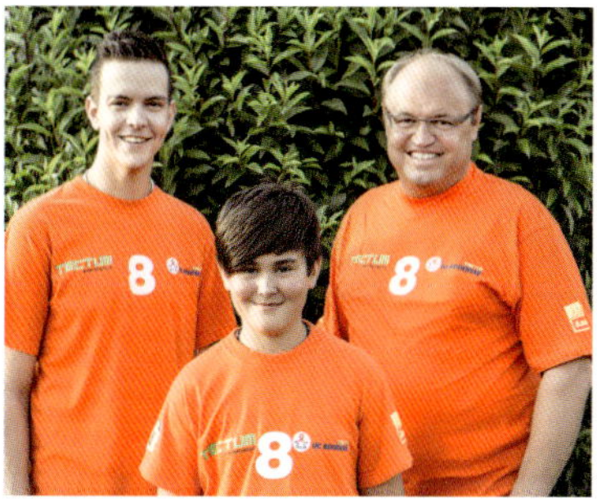

Die Jahreszeiten irren sich nicht, so haben wir mit diesem Logo der Liebe ein kraftvolles Zeichen gewählt, das unseren HC BODENSEE nährt. Es ist wie eine „wach-auf-Formel“ zum Besten aller gedacht.
Es beschreibt die 5 Jahreszeiten: Frühling, Sommer, Spätsommer (Erntezeit), Herbst und Winter.

Über dieses Symbol kann unser Charakter geformt werden. Charakter ist die Mischung aus Wissen und Herzlichkeit. Das Ziel von Charakterbildung ist, dass du weißt, wie du mit dir und deinen Mitmenschen umgehen kannst. Das Herzstück des Charakters besteht aus Liebe und Achtung, es lehrt uns, andere so zu behandeln, dass ihre Zartheit und zugleich ihre Stärken und Individualitäten erhalten beziehungsweise gefördert werden.

Wer auf eine lange Wanderung geht, steckt Nahrung in seinen Rucksack, um sich zu stärken und so lange wie möglich unterwegs sein zu können.
Wir sind auch mit einem Rucksack gestartet. Als Vorrat haben wir die Eigenschaften der fünf Jahreszeiten eingepackt.
Verschiedenste Lebensgefühle, die wir vom Baby bis zur Urgroßmutter erleben dürfen, pflastern dabei unseren Weg.

Es haben sowohl die sechs Farben als auch die sieben Bälle eine weitreichende Bedeutung.
Die sieben Bälle sind ähnlich den sieben Spielern auf dem Spielfeld.
Die sechs bunten Farben spiegeln unsere 5 Jahreszeiten wieder und werden von der Sonne, dem gelben Ball, erst lebendig erhalten.

Der grüne Ball: FRÜHLING
Sonnenaufgang, Osten, Babys, der frühe Morgen, Gallenblase und Leber, die Leber birgt den Geist, Holz, der Wind, den die jungen „Bäume" (Kinder) ganz dringend einfordern, um sich zu verwurzeln, um ihren Platz einzunehmen!
Hier geht's um klare Grenzen, damit unsere Kinder das Fliegen lernen.

Die rote Schleife: SOMMER
Süden, Pubertierende, Mittagshitze, Begeisterung, Feuer. Dünndarm und Herz, das Herz birgt den Geist, LIEBE!
Freude, auch die Schadenfreude, wie sie im Sport sehr oft vorkommt: sie greift unsere Herzen an. Deshalb gibt es unmittelbar während oder nach heißen Sportveranstaltungen jede Menge Herzinfarkte. Witze, in

denen wir über verschiedene Berufsgruppen oder andere spotten, können unsere Herzensenergie zerstören.

Der gelbe Ball: Die Sonne
Der Tormann, ohne den wir kaum gewinnen.

Der orange Ball: SPÄTSOMMER/ERNTEZEIT
Westen, Magen und Milz, die Milz birgt das Denken, das *„Ich hab's geschafft ... und was kommt jetzt?"*, das tiefere Verwurzeln, Nachmittag, Vertrauen, Grübeln, Mutter Erde.

Der graue Ball: HERBST
Abend, Sonnenuntergang, Jung-Pensionisten, diejenigen, die mit neuen Augen sehen, die Erfahrenen, Schuldgefühle, Dickdarm und Lunge. Die Lunge birgt die Seele, Traurigkeit mit dem Hindernis des Zweifels auf dem Weg zur Freude, Resignation, Berg, Metall.

Die drei blauen Bälle: Winter
Nacht, Wasser, „Die Bodenseewelle", Tod, Dankbarkeit, Kälte, Angst und Furcht, Niere und Blase, die Niere birgt den Willen.
1. Körper ... 2. Geist ... 3. Seele vereinigen sich wieder und es beginnt ein neuer Zyklus „Stirb und Werde".

Feuer ist das Schöpferische, Männliche, es brennt immer nach oben.

Wasser ist das Empfangende, Weibliche, es fließt immer nach unten.

Wenn wir beide Energien in uns in liebevoller Übereinstimmung optimal nutzen wollen, dann ist es lebenswichtig, das Prinzip des Kochens zu befolgen. Schau dir selbst beim Kochen zu:
Wenn du dir etwas Köstliches zubereitest, dann musst du zuerst das Feuer anzünden, dann das Wasser über dem Feuer erwärmen. Genauso verhält es sich mit unserem Körper: Bringen wir unser Feuer unters Wasser, lassen wir das Wasser vom Feuer erwärmen und wir werden gelassener, mitfühlender und achtsamer.

Jeder ist ein Kaiser in seinem Leben

„Kaiser" Franz Beckenbauer hat mir bei sich zu Hause in einem persönlichen Gespräch erklärt:

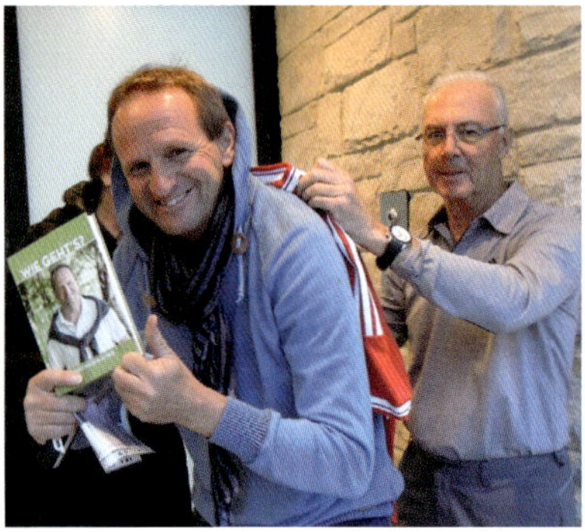

1. Das Wichtigste ist „da HERRGOTT"!
2. Deinen Leuten zuhören und eine klare Richtung vorgeben
3. Loslassen
4. Sympathisch sein und sich für das Gute einsetzen
5. Wenn es Herausforderungen gibt, dann sei da und übernimm die Führung

Vergelt's GOTT „Lieber Franz"

Franz Beckenbauer war als 12-jähriger Münchner Handballmeister und gewann den goldenen Handschuh. Ich wollte Franz begeistern, dass er die Patenschaft für unseren HC Bodensee übernimmt.
Da er 2006 gerade eine neue UEFA Funktion übernommen hatte und über 90 Länder für die Fußball WM in Deutschland als Botschafter bereiste, war es ihm aus zeitlichen Gründen nicht möglich. Er schrieb in mein Tagebuch:
„Dem HC BODENSEE weiterhin viel Erfolg".

Wir haben den HC – Bodensee mit der Idee gegründet, dass wir von den Weltbesten lernen. So haben wir mit Ivano Balic einen 7-maligen Welthandballer und mit Uwe Gensheimer einen Torschützenkönig, der einige Male als Rookie des Jahres bei Europameisterschaften und Weltmeisterschaften ausgezeichnet worden ist.
Zwei Weltklassehandballer, die bei unserem Herzerl-Club HC Bodensee die Patenschaft übernommen haben. Mein lieber Freund Markus Mager ist der Motor unseres Clubs.

Unser Verein macht es sich zur Aufgabe, die Jugend von der Straße zu holen und junge Talente zu fördern.
„Weg von der Straße, rein in den Verein".
In vielen Gesprächen mit Jugendlichen wurde mir schnell klar, dass sie nicht wirklich wissen, wohin mit sich selbst. Ihnen ist langweilig. Und so testen sie sich und alles Mögliche aus, nur um zu sehen, wie weit sie gehen können!

Wir laden regelmäßig Jungs und Mädchen zu einem Handballtraining ein. Über den Sport können sie sich austoben und ihre aufgestaute Energie in sportliche Leistung und Kreativität umwandeln.
Gleichzeitig lernen sie in der Gruppe, Teamgeist und Freundschaften zu entwickeln und erleben so das tolle Gefühl des Dazugehörens.
Sie können Erfolge feiern und lernen nebenbei, sich an die Regeln und Disziplin des Sports zu halten.

Sie lernen einen Gruppenrhythmus kennen, freiwilliges Verzichten und bewusstes Unterordnen zugunsten eines gemeinsamen Ziels.
Sie lernen, sich anzupassen und erkennen dadurch, dass die Stärken jedes Einzelnen im Team vervielfältigt werden. Teamsportarten sind daher besonders wertvoll und lehrreich.
Mit dem HC Bodensee haben wir eine Wertegemeinschaft von Menschen für Menschen gegründet.

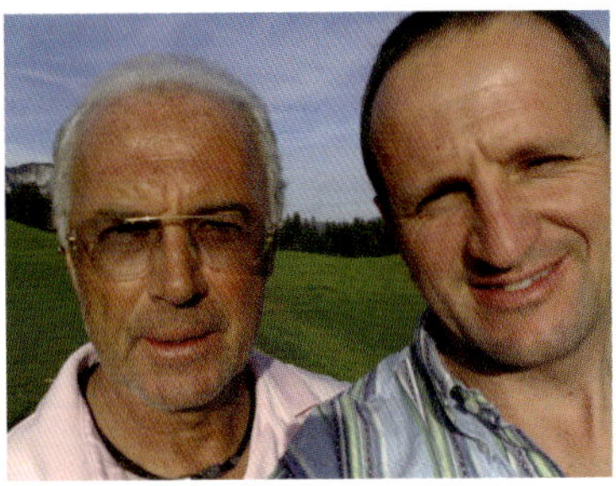

Wir sind der *„Club der Siegreichen"*. Wir sind die *„Sieger im Herzen"*. Ein Sieg ist *„erobertes Gutes"* und macht jeden zum Gewinner starker Erkenntnisse, die für den Weg eines jungen Menschen unabdingbar sind. Eine nachhaltige Botschaft in Form eines Liedes, das Christine Nachbauer geschrieben hat, lässt der HC Bodensee vor jedem Spiel als mentale Unterstützung auf sich einwirken.

„Auf dich kommt es an!"
Schon der erste Satz dieses Liedes bringt uns mental auf den Weg, der uns den Sieg mit dem Herzen umarmen lässt. *„Die allergrößten Siege brauchen keine Schlacht."* Jeder Einzelne darf erkennen, dass das, was er ist und was er tut, diese Welt verändern kann. Somit kann auch ein Spiel durch persönlichen Einsatz, gepaart mit einem starken Teamgeist, zum Sieg führen. Sport und das Leben beinhalten in vielen Dingen die gleichen teamgeistigen und humanitären Leitsätze.
„Auf dich kommt es an" ist deshalb für den HC Bodensee keine leere Worthülse, sondern ein ernst gemeinter Kontrapunkt zu einer Gesellschaft, der man gerne Ellenbogentaktik nachsagt. Denk dran, wie du diese Welt ein wenig besser machen kannst. Und dann beginne, es zu tun.

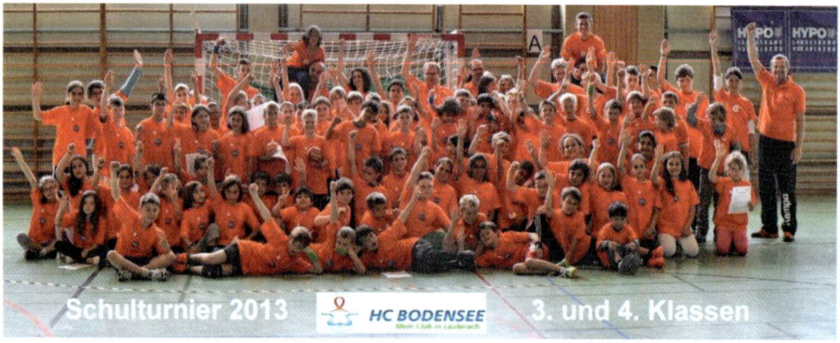

Wir haben gerade unser alljährliches Schulturnier vorbereitet. Meine Aufgabe war es, in zwei Volksschulen mit insgesamt 544 Schülern so viele Kinder wie möglich dafür zu begeistern.
In einer Klasse machte ich eine tolle Erfahrung: Ich stellte den Kindern die Frage: *„Wer ist ein Sieger?"* Ein aufgewecktes Mädchen zeigte auf

und schrie ganz selbstbewusst: „*ICH!*"
Während alle anderen Kinder zu ihr zeigten und sagten: „*SIE!*" Ich fragte ein zweites und drittes Mal: „*Wer ist ein Sieger?*" Dieselbe Situation.

Ich fragte nochmals: „*Wer ist ein Sieger?*"
Nun teilte sich die Klasse und ungefähr die Hälfte der Klasse zeigte zu dem Mädchen und sagte: „*SIE!*", und die Hälfte der Klasse zeigte zu einem Jungen und sagte: „*ER!*"
Jetzt war wieder ich an der Reihe und lud die Kinder ein, den rechten Arm hochzuhalten und auszustrecken!
Ich fragte ein fünftes Mal: „*Wer ist ein Sieger?*"
WOW ... welche Erkenntnis – nun haben schon einige ihre rechte Hand oben gelassen, hinaufgeblickt und ganz leise gemurmelt „*ICH*" und immer mehr Kinder hatten ein Lächeln im Gesicht.
Ich fragte ein sechstes und siebtes Mal: „*Wer ist ein Sieger?*"
Die Anzahl der ICH's wurde mehr und die Stimmen lauter.
Beim achten Mal „*Wer ist ein Sieger?*" erkannte jedes Kind ICH und alle strahlten. Die ganze Schulklasse verwandelte sich in ein Siegerteam!
Wir übten diese ganz einfache Übung noch einige Male und ich war zu tiefst berührt, wie sich plötzlich alle in kraftvolle „*ich-trau-mir-was-zu-Kinder*" verwandelt hatten.

Wenn wir diese einfache Übung vor Beginn unseres Alltags, egal ob vor dem, Spiegel im Stau oder vor der Schule, durchführen, verändert sich unsere Lebensqualität, unsere Werthaltungen, unsere Überzeugungen und unser Gefühlszustand positiv.

An diesem HC Bodensee Kindergeburtstag spielten dann 152 Kinder Handball. Am Beginn lud ich wieder alle ein, die rechte Hand zu heben und stellte wieder die Frage: „*Wer ist ein Sieger?*"
Es war ein berauschendes Gefühl, als jeder ein „*ICH!*" herausrief.
Viele Opas, Omas, Mamas, Papas, Geschwister, Onkel, Tanten, BGM und Funktionäre haben diese Übung beim Kindergeburtstag so erlebt, dass mit der rechten Hand eine Kerze brennt, die unsere Herzen verbindet. „Herzschule Bodensee". WER IST EIN SIEGER?

Jetzt lade ich auch dich ein, die rechte Hand zu heben.
Ich frage dich: *„Wer ist ein Sieger?"*
Dann stellst du dir vor, es klingelt an deiner Tür!
Du ziehst dein schönstes Lächeln an, eine wunderbare Person steht davor: du öffnest und diese Person fragt dich: *„WIE GEHT'S"?*
Lege dieses „Wie geht's?"-Buch jetzt zur Seite und erlaube dir etwas ganz Besonderes zu sein – selbstbewusst und respektvoll.
Beginne etwas, dass du schon immer in deinem Herzen herumträgst!
Schicke einer lieben Person ein SMS: *Schön, dass es dich gibt!*

Öffne deine Augen und frag diese Person, ob du sie umarmen darfst.

- Wenn nicht, umarme dich selbst
- Koche dir dein Lieblingsmenü
- Erfülle dir deinen Lebenstraum
- Lass dich beschenken
- Ruf deine Kinder an
- Umarme das Leben …
- Sei glücklich ohne Grund
- Verschenke Liebe
- Bringe deine Schätze ans Tageslicht
- Lass die Schönheit deiner Liebe dein Handeln bestimmen
- Spiele die Trumpfkarte MUT!

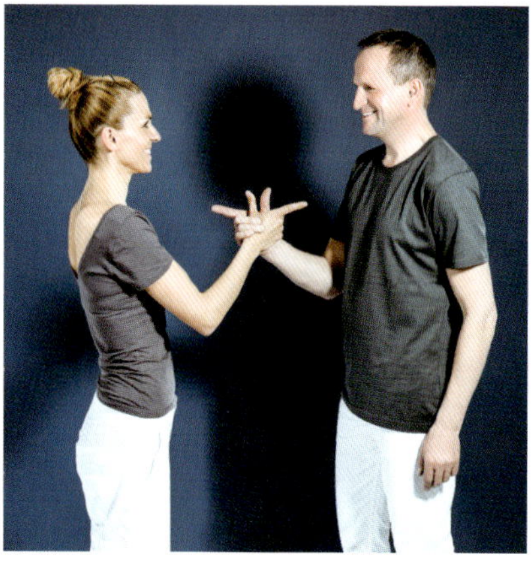

Führe in liebevoller Übereinstimmung ein glückliches Leben in Gesundheit, Freude und Dankbarkeit.

DU BIST DIE BESTE.
DU BIST DER BESTE.

Das Forever Power- und das „Wie geht's?"-Team

Ein Sonnenbrand 2004 in Sri Lanka war für mich der Startschuss für eines der erfolgreichsten Läuferteams in Europa, dem „FOREVER POWER TEAM".
Die „Kaiserin der Heilpflanzen" wird sie genannt, die „Aloe Vera".
Sie hat ihren Namen von der Sonne, in der sie rund 1.000 Sonnentage heranreift. Als Sonnenpflanze sammelt sie jede Menge Informationen und Botschaften, ehe sie geerntet wird. Die Aloe Vera erinnert alle unsere lebendigen Zellen daran, dass wir selbst auch Licht sind.

Dieser Pflanze habe ich sehr viel zu verdanken – ich verneige mich vor ihr!

Meine „rote Haut" verwandelte sich so rasch wie nie zuvor in ihren gesunden Ursprungszustand.
Seitdem verwende ich selbst diese hervorragenden Produkte auf Basis der Aloe Vera und empfehle sie Menschen, die mir wichtig sind, weiter.
Bei Interesse: wagenleitner.franz@gmail.com

Der Amerikaner Rex G. Maughan, Gründer von Forever Living Products und Besitzer der weltweit größten Aloe Vera Plantagen, hat mir vor einigen Jahren in Colorado (USA) eine sehr persönliche Frage gestellt.
Was, denkt ihr, hat er mich gefragt? *How are you doing?* Das ist übersetzt mein Buchtitel! Ich habe ihm gesagt, dass ich das schnellste Team aufbaue! Gesagt, getan! Hier ist es ...

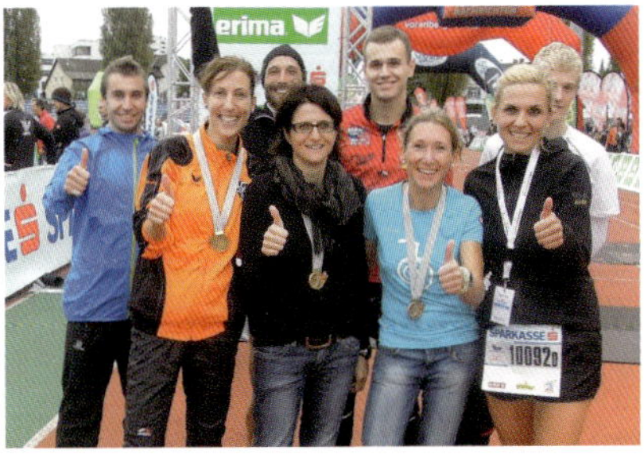

„Wie geht's?" -
Stunde des Herzens -
3 Ländermarathon 2013
Siegerteam

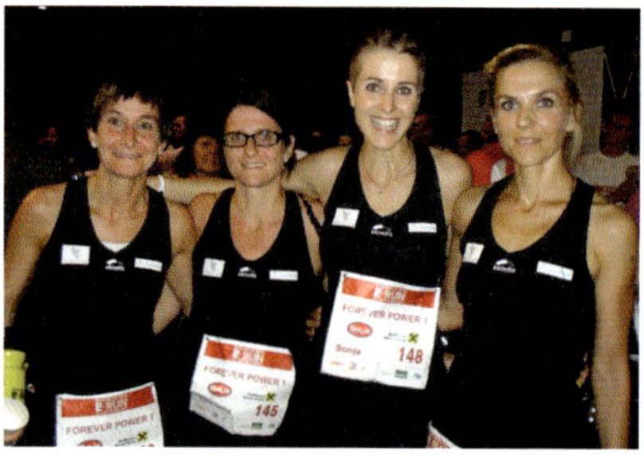

BUSINESS-RUN SIEGER 2012
Das „Wie geht's?" - Team:
Gaby Marte
Cornelia Nussbaumer
Sonja Unterweger
Manuela Moritsch

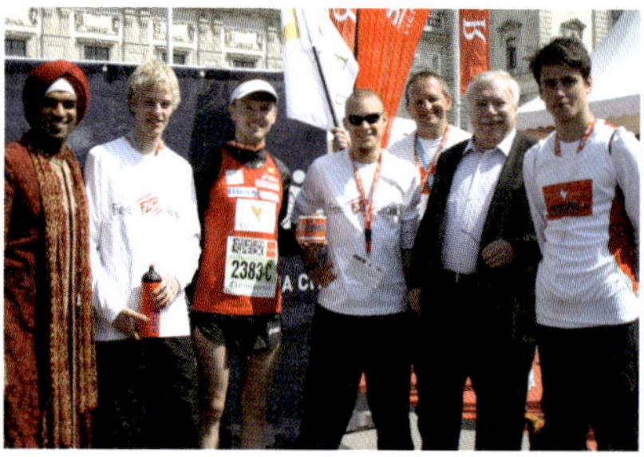

Die Österr. Siegerstaffel beim
Vienna City Marathon 2011
Das „Wie geht's?" - Team:
Der Inder, Jakob Mayer
Mag. Florian Prüller
Dr. Thomas Summer
Franz Wagenleitner
Bürgermeister Michael Häupl
Valentin Pfeil

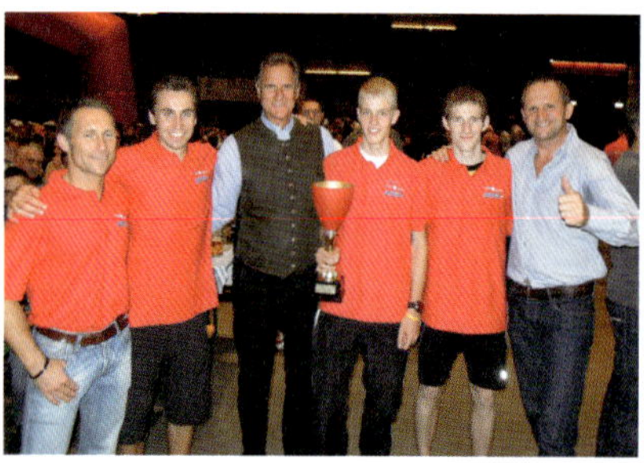

BUSINESS RUN SIEGER 2012
Das „Wie geht's?" - Team:
Thomas Dallapiccola
Martin Mattle, Wirtschaftskammer-Präsident Manfred Rein
Jakob Mayer, Michael Greber
Franz Wagenleitner

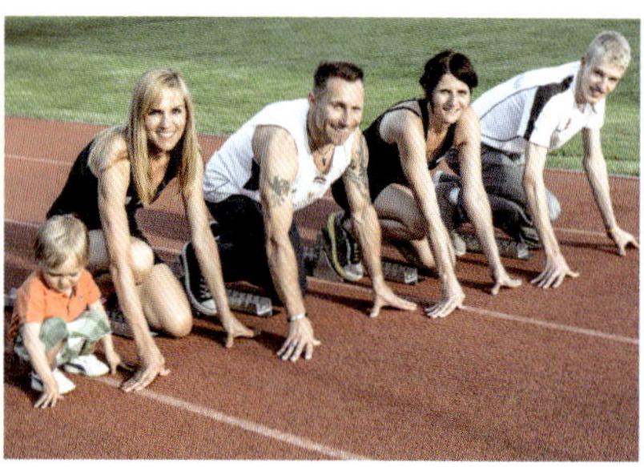

Luis, der klare Favorit
Mama Manuela Moritsch
Thomas Dallapiccola
Cornelia Nussbaumer
Jakob Mayer

Auf die Plätze, fertig ... LOS ...
P.S.: *Schön, dass es euch gibt ...*

Mach das Unmögliche möglich

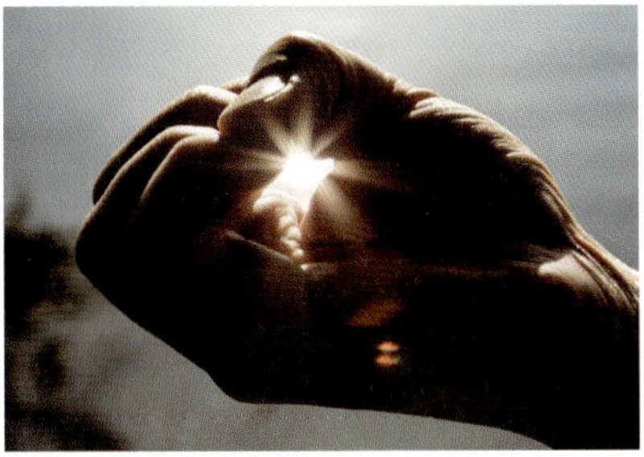

Dein Zeigefinger wird zur Daumenwurzel gebeugt, sodass ein leichter Kreis entsteht. Der Daumen legt sich über alle Fingernägel drüber, so als ob er alle Nägel mit einer Decke wärmt.

Diese kostbare Übung eines Shaolin-Mönchs empfehle ich allen Wanderern, Läufern und Menschen, die sagen: Es geht nicht mehr!

Diese Übung ist ein Umschalten auf Reserve und erinnert alle Zellen an Kraft, Ausdauer, Wille und Durchhaltevermögen.

Die Sonne in deinen Händen

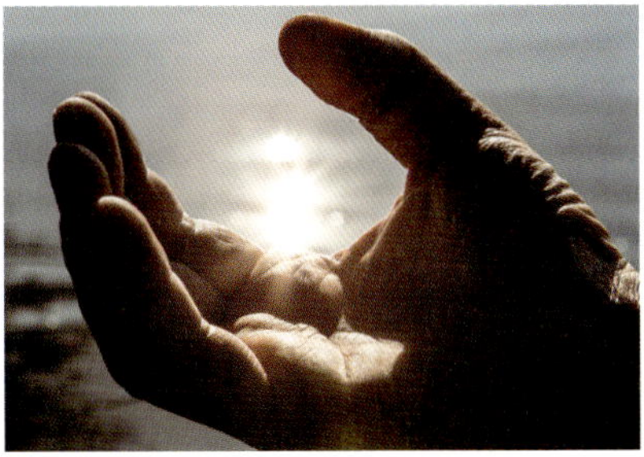

Öffne beim Bergabgehen oder beim Laufen beide Hände zum Himmel. Stelle dir in deiner Lieblingsfarbe in jeder Hand einen Luftballon vor, der dich trägt. Konzentriere dich auf die Fingerspitzen der kleinen Finger.

Dadurch bekommst du sehr viel Stabilität. Du kannst dir auch in einer Hand die Sonne und in der anderen Hand den Mond vorstellen. Dein Gleichgewichtssinn wird bei jedem Schritt in Harmonie gebracht.

„Da junge Hupfa“

Seit meiner frühesten Kindheit interessiere ich mich für Menschen, die in einem bestimmten Lebensbereich etwas Außergewöhnliches aufbauen. Einer dieser Lebenslehrer ist mein Mentor und väterlicher Freund Richard Diess.

Er hat mit seinem Bruder Helmut über Jahrzehnte die österreichischen Weltklasse-Skispringer in seiner „Talenteschmiede“ trainiert und an die Weltspitze geführt.
Richard ist Jahrgang 1933 und hat einmal zu mir gesagt, als wir uns über das Alter unterhalten haben: „Wenn ich das erste Mal bei einem Pensionistenausflug mitfahren „muss“, dann bin ich alt!“ So geht er mit seinen jugendlichen 80 Jahren nach wie vor seiner „wichtigsten Nebenbeschäftigung“, dem Skispringen nach, 2- bis 3-mal pro Woche trainiert er auf den Schanzen seines Lebens.
Ich glaube, dass Richard erst mit 100 Jahren direkt in den Himmel springen wird!

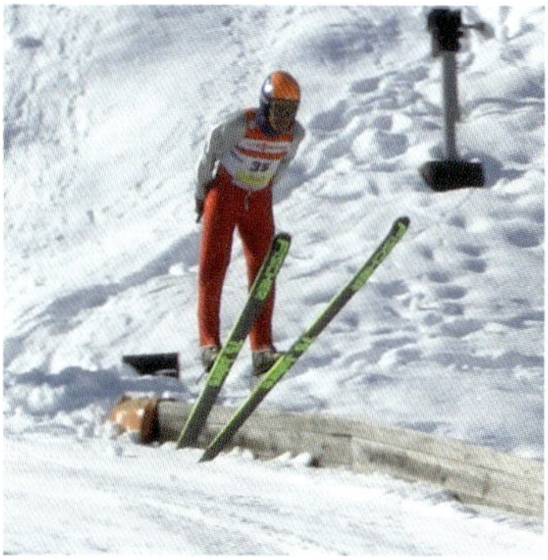

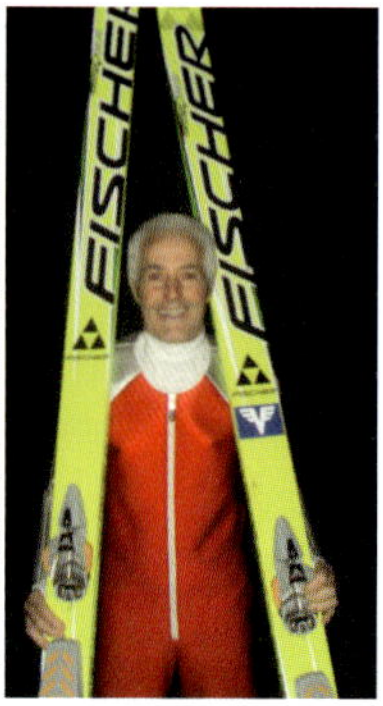

Schlaftricks
Wenn du müde bist, dann schlafe

Warum fallen Hühner nachts nicht von der Stange?

Hühner haben vier Zehen: drei Große zeigen nach vorne und eine Kleine nach hinten. Wenn die Hühner schlafen und entspannt sind, dann krümmen sich die Zehen zusammen. So umklammern sie nachts fest ihre Stange. Bei uns Menschen ist das anders: Wenn wir uns entspannen, strecken sich unsere Füße aus. Wir lassen los.

Achte auf frische Luft, besonders im Schlafzimmer. Die Hauptursache vieler Schlafstörungen ist der Zimmergeruch und die fehlende frische Luft im Schlafzimmer.
Das Schlafzimmer ist so zu wählen, dass die Sonnenstrahlen während des Tages eindringen können und die Fenster auch im Winter leicht geöffnet sind. Durch die gespeicherte Energie des Sonnenlichtes während des Tages wird dem nächtlichen Schlaf ein ganz anderes Wohlgefühl verliehen.
Viele Menschen verhängen ihre Fenster, schlafen oder schlafwandeln hinter fest verschlossenen Vorhängen, Rollos und Fenstern.

Diese Tatsache sowie das Aufheizen oder Wärmen der Schlafzimmer führen oft zu unruhigen, schlaflosen Nächten. An Wärme gewöhnen wir uns sehr schnell, sie lässt uns empfindlich und schlaff werden.
Ein ungeheiztes Zimmer und frische Luft wirken sich am günstigsten aufs Blut aus. *„Schlaft bei offenem Fenster und öffnet die Vorhänge in der Nacht, damit Sterne und Mond euch beleuchten“.*

Ebenfalls rate ich euch von Bettflaschen ab. Kalte Füße werden dadurch ausgetrocknet und unsere Wurzeln verweichlicht. Besser ist es, vor dem Einschlafen mit allen Zehen zu spielen!
Gerade die Zehenzwischenräume und die Fußsohlen haben viele Glückspunkte, die beruhigend und schlaffördernd wirken. Wärmt

eure Füße und Zehen mit euren Händen. Die Zehen ausstreifen ohne zu verkanten ist eine glückselige Handlung, weil es die Furcht, die in den Zehen und Zehenzwischenräumen gespeichert ist, aus dem Körper loslässt!

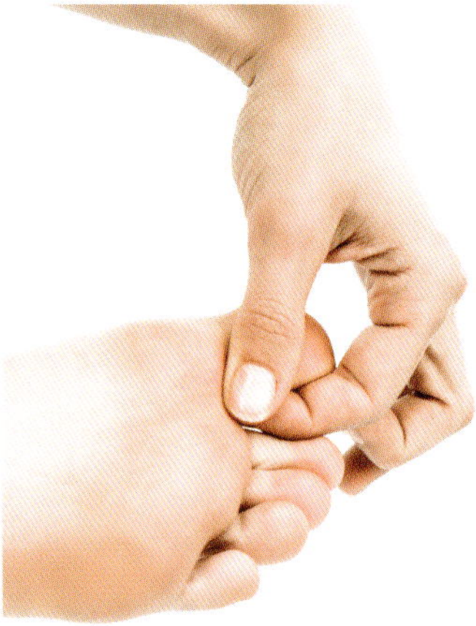

Jedes Einschlafen ist ein STERBEN, ein Loslassen unserer Kontrolle! Aus diesem Grund haben sehr viele dieses Thema: Ich kann nicht schlafen = loslassen!

Wenn ich mich an viele Häuser erinnere, in denen ich Gast sein durfte, und ich einfach 15 bis 20 Betten miteinander vergleichen würde, so ist fast in jedem Hause etwas anderes und in vielen Betten würde man zu einem wahren Krüppel gemacht, wenn man sich da hineinlegen würde. Wer gut schlafen und sich eine erquickende Nachtruhe verschaffen will, der soll sein Bett so flach wie möglich bewohnen. Die Erhöhung, worauf der Kopf ruht, soll so gering wie möglich sein. Die Wirbelsäule bleibt so die ganze Nachtruhe gerade. Das ist nicht nur für den Energiefluss wichtig, sondern auch für eine ausreichende Entspannung der Rückenmuskulatur während der Nachtruhe.

Man soll beim Schlafen weder die Füße anziehen noch die Knie krümmen, weil dadurch der Blutlauf behindert wird und recht leicht Blutanstauungen gebildet werden. Wer für den Körper, insbesondere für den Blutumlauf, am vorteilhaftesten liegen will, der halte die Beine ziemlich ausgestreckt. Auch die Arme sollen nicht gebogen sein, gleichfalls, um den Blutlauf zu begünstigen und um Blutanstauungen zu verhindern. Auf der linken Seite zu liegen, ist nicht für alle ratsam und für viele gar nicht möglich, weil bei dieser Lage das Herz zu stark

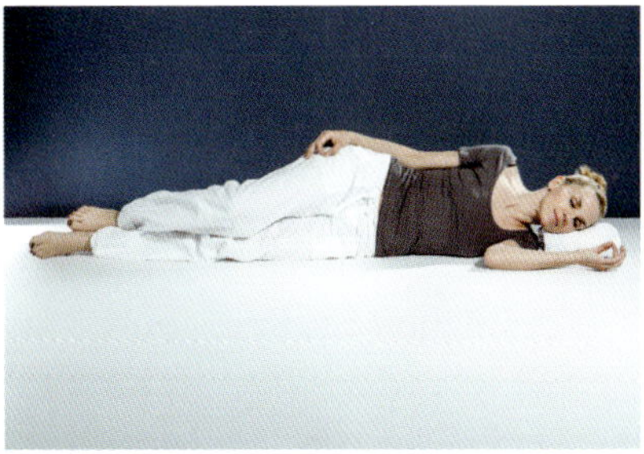
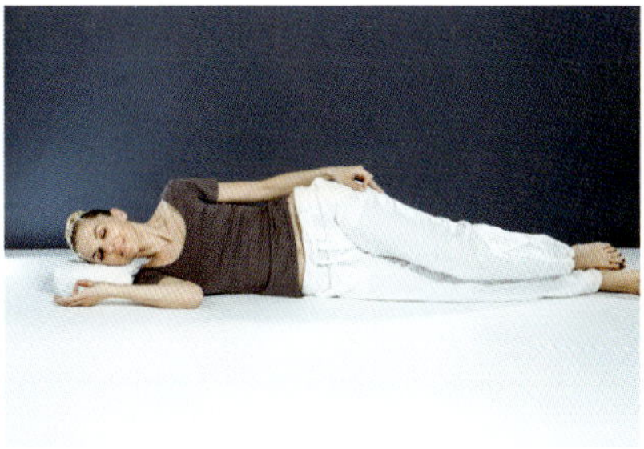

belastet wird. Ideal ist die Seitenlage, wobei das untere Bein nahezu gestreckt ist und das obere im Knie leicht angewinkelt darauf liegt. Die linke Hand liegt auf dem Oberschenkel des linken Beines und die rechte Hand liegt seitlich neben dem Kopf, sodass der Mond auf die Handinnenfläche leuchten kann!

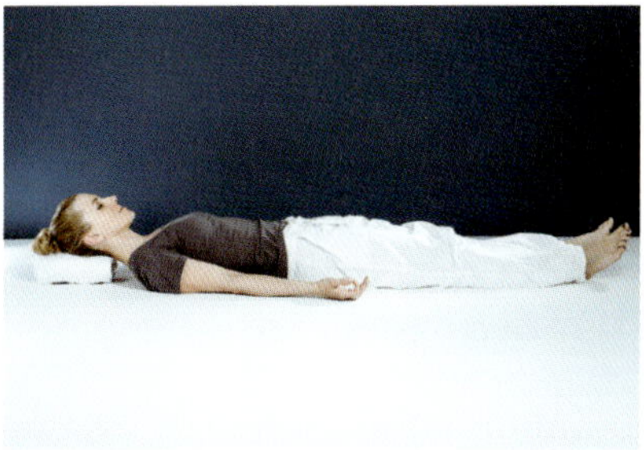

Zumindest am Anfang kann auch die Rückenlage empfohlen werden. Hier ist zu beachten, dass sich beim Einschlafen die Fersen berühren, die Hände am Körper parallel seitlich anliegen und Daumen und Zeigefinger sich an beiden Händen berühren und einen Kreis bilden.

Das Mudra der Weisheit

Dieses Mudra erhöht den Blutfluss zum Gehirn und fördert aus diesem Grund die mentale Leistungsfähigkeit und das Gedächtnis. Bei Schlaflosigkeit ideal, weil die Konzentration nach innen wirkt.
Es erzeugt Harmonie, Glückseligkeit, Frieden und ein Verständnis des geheimnisvollen Universums. Ein wunderbares Schweregefühl stellt sich im ganzen Körper ein, das sich als ausgesprochen schlaffördernd erweist, sodass diese Position bei Einschlafproblemen empfohlen werden kann. Das Magnetfeld der Erde übt eine wichtige Beziehung zur Schlaf-

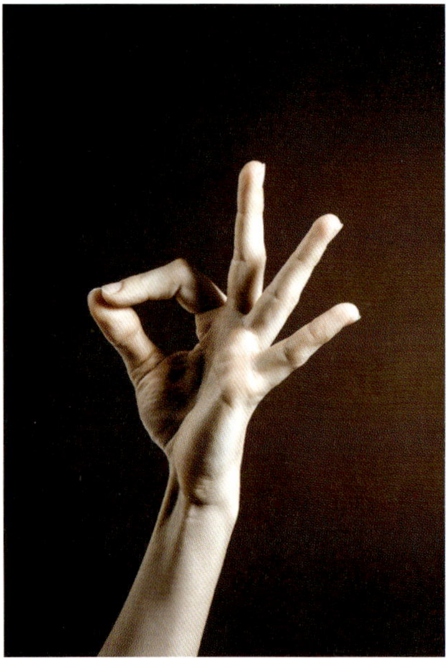

Ausrichtung aus. Am ruhigsten liegt der Körper im Schlaf, wenn du deinen Kopf im Norden hast und deine Füße im Süden. Die zweitbeste Möglichkeit ist so zu liegen, dass der Kopf im Westen liegt und die Füße nach Osten schauen. Diese Schlafrichtung kann sich auch auf Depressionen oder Einsamkeitsgefühle positiv auswirken. Absolut abzuraten ist von einer Kopf-Position im Osten. Wenn der Kopf im Süden liegt, treten meist sehr beunruhigende, intensive Träume auf. Auch Schwindel kann darauf zurückzuführen sein.

Beim Liegen in der Seitenlage ist darauf zu achten, dass der Magen leer ist, sonst kann es zu einer unruhigen Nacht kommen.
Zuviel Essen und Trinken unterstützt natürlich das Einschlafen nicht!
Wenn der gesunde, ruhige Schlaf schon beim Beginn der Nachtruhe fehlt, wer nachts aufwacht, nicht wieder einschlafen kann und an allgemeiner Schlaflosigkeit leidet, dem empfehle ich ein kaltes Bad für ½ bis drei Minuten. Hast du eine Brause zur Verfügung, dann dusche dich drei Minuten eiskalt vom Bauchnabel bis zu den Zehen.
Jedes Mal, wenn du wieder aufwachst, dusche dich drei Minuten eiskalt. In einigen Tagen wirst auch du durchschlummern. Anders verhält es sich mit Wasserbetten oder Wärmeflaschen. Wasser zieht immer auch dann, wenn es technisch nicht nachweisbar ist. Energetisch hat es Auswirkungen. Bei Kindern kommt es manchmal zu Bettnässen. Es ist zu empfehlen, vor dem Einschlafen beide Fußsohlen an der sprudelnden Quelle 36-mal im Uhrzeigersinn zu massieren.

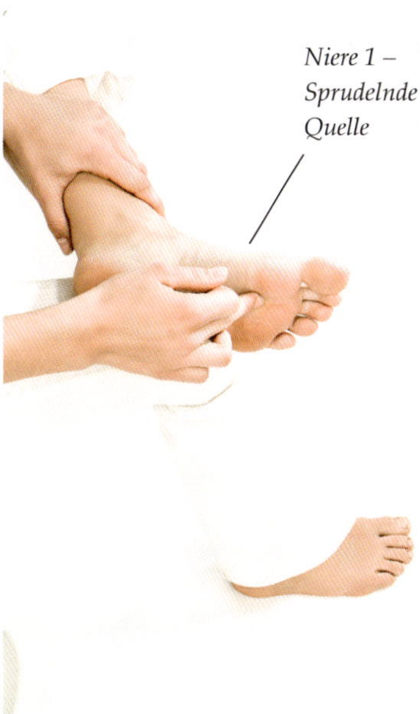

Ebenfalls ein sehr wirksamer Gedanke vor dem Einschlafen ist, sich „mit" dem anderen und nicht „über" den anderen zu freuen. So langsam wieder zur Freude kommen, von der Schadenfreude weg wieder zur echten Freude kommen.

Frühaufsteher oder Schlafwandler?

Die Sommeruhrzeit wirkt sich weder für uns Menschen noch für die Tiere vorteilhaft aus. Einzelinteressen von Lobbyisten werden zulasten eines natürlichen Rhythmus der Allgemeinheit bevorzugt.
Die Wildunfälle sind in dieser Zeit so dramatisch häufig, weil die Autofahrer früher als sonst auf den Straßen unterwegs sind und damit zu für Tiere ungewohnter Zeit. Das Wild braucht die Ruhe der Dämmerung.

Die meisten Veranstaltungen finden abends statt. Fernsehen, Kino, Fußball, Theater. Alles verbinden wir mit viel Essen und Trinken. Durch die Hektik des Tages kommt unser Körper kaum mehr zur Ruhe.

Wer von uns lebt noch mit dem Tag?
Und doch würde genau das die eigene Energie wieder auffüllen. Unsere Grundenergie versickert infolge der Lichtüberflutung und der Lichtver-

schmutzung. Wir Menschen gleichen Schlafwandlern, wir wissen nicht, was wir tun, noch wo wir hinsteuern. Wir machen den Tag zur Nacht.

Wann hast du zuletzt den Sternenhimmel gesehen? An das letzte Feuerwerk kannst du dich sicher erinnern. Doch wird kein noch so imposantes, lautes, helles, Tiere verscheuchendes Feuerwerk je an die Stille und an das Leuchten eines Sonnenaufganges oder den Anblick eines Sternenhimmels herankommen! Viele unserer Zeitgenossen erzählen Geschichten der Depressionen. Es gibt wunderbare Landschaften, wo ganze Siedlungen von Menschen traurig, missmutig und ohne Kraft und Power unterwegs sind. Meiner Meinung nach genießen diese Menschen ausschließlich „Sonnenuntergänge".

Ich habe über 22 Jahre Erfahrungen gesammelt, wie sich SONNENUNTERGÄNGE und SONNENAUFGÄNGE auf unser Leben und unsere Einstellung auswirken. Die Lehre daraus ist ganz klar: Beim Sonnenaufgang habe ich noch einen ganzen Tag/Licht vor mir. Beim Sonnenuntergang verlässt uns die Sonne, sie geht unter. Das erzeugt eine ganz andere Lebensqualität. Auch dies hat mit unseren Schlafemotionen zu tun. Ich behaupte außerdem: Wenn man zu spät aufsteht, wird unsere Seele für den Rest des Tages nicht mehr richtig frisch und munter. Die Frage, ob man ein Morgen- oder ein Abendmensch ist, verliert durch unsere „Job-Hamsterrad-Spielchen" mit vielen Abendterminen dennoch nicht an Bedeutung! Die ausgelutschten Manager und Wichtigtuer lassen es an ihren traurigen Augen erkennen! Kennst du einen Manager ohne Schlafstörungen?

Du kannst immer noch nicht schlafen?

Vielleicht hast du schon einmal in einem Vier- oder Fünfsterne Hotel geschlafen. In diesen materiell sehr hochwertigen Häusern gehört es zur Grundausstattung, dass du vom Bett aus Fernsehen kannst. Es gibt ja nichts Wichtigeres, was „MANN" im Bett alles tun kann. Daneben steht eine moderne Radioanlage.

Bei Doppelbetten ist natürlich auf jeder Seite ein Nachtkästchen mit Lampe, auf einer Seite steht noch das Haustelefon. Du kannst vom Bett meistens mit einem Lichtschalter die gesamte Zimmerbeleuchtung bedienen.
Es gibt sehr viele Menschen, die sensibel auf Stromleitungen reagieren, die 10 cm hinter ihrem Kopf verlaufen. Auch sogenannte neue Türschließsysteme, mit einer Karte als Schlüssel, die wie ein Spannungsfreischalter funktionieren, bieten hier möglicherweise schon eine Erleichterung. Natürlich nur, wenn wir diese Karte in der Nacht aus dem Netz nehmen. Das Argument: *„Dann habe ich ja kein Licht, wenn ich in der Nacht auf die Toilette gehe"*, würde ich hier hinten anstellen, denn ein gesunder Schlaf ist wichtiger, als sich an den dunklen Raum zu gewöhnen und achtsam mit unserem inneren Licht den Toilettenweg zu erkunden.

In diesen Verwöhn-Hotel-Zimmern sind natürlich auch exklusive Spiegel ein Teil der Standardausrüstung. Zum erholsamen Schlafen tragen diese *„Wer ist die Schönste im ganzen Land"*-Teile ganz sicher nicht bei.

Wenn auch du Fernseher, Radio, Fernbedienung, elektrische Geräte, Spiegel in deinem Schlafzimmer hast und du gerne gut schlafen möchtest, dann experimentiere einmal, indem du das eine oder andere „Spielzeug" in einen anderen Raum stellst. Bau dir einen Spannungsfreischalter ins Schlafzimmer ein.

Ich wünsche dir einen erholsamen, ruhigen Schlaf!

Meine Oma hat vor dem Schlafen zwei fein geraspelte Zwiebeln mit Joghurt vermischt, gegessen und hat bis ins hohe Alter von 93 Jahren zwar geschnarcht wie ein Postpferd, aber dafür geschlafen wie ein Bär beim Winterschlaf! Damals kannte ich auch die „Schnarcher-Tricks" noch nicht.

Schluss mit lästigem Schnarchen

Schnarchen ist ein sehr weit verbreitetes Problem. Jeder dritte Europäer ist davon betroffen. Auch Frauen sind keine Ausnahme. PartnerInnen von SCHNARCHNASEN verlieren bis zu zehn Stunden Schlaf pro Woche, was an den Nerven zerrt und die Beziehung belastet. Der Kuschelfaktor verändert sich. Eine Abhilfe beim Schnarchen besteht aus drei Übungen:

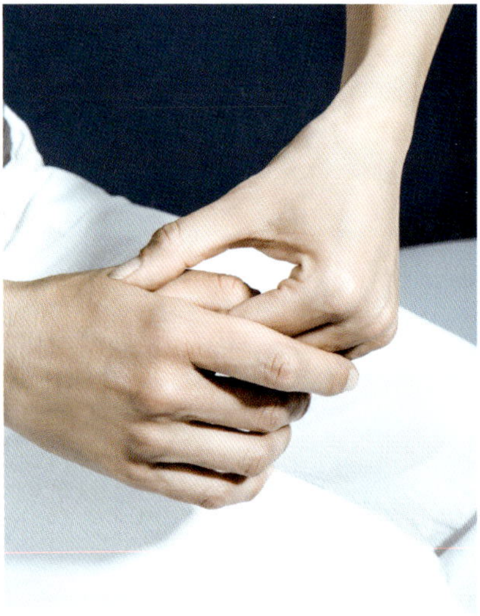

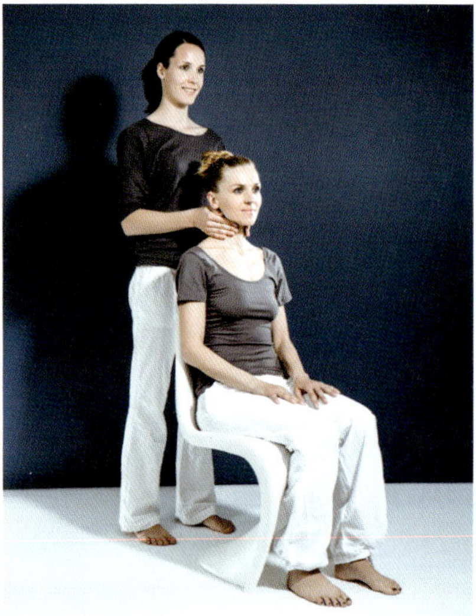

1. Vor dem Schlafengehen drückst du auf beiden Seiten mit Daumen und Zeigefinger 36-mal kräftig. Der Schnarchende wird an dieser Stelle einen nicht unangenehmen, dumpfen Schmerz empfinden.

2. Der / die Partner / in steht hinter der Schnarchnase und legt ihm beide Hände von hinten leicht an den Kehlkopf. Die gestreckten Finger sind dabei geschlossen. Dann streicht sie / er 12-mal nach hinten und führt die Hände sanft wieder in die Ausgangsposition zurück. Dabei werden die Schnarcherpunkte akkreditiert, die Hals und Kehle freimachen.

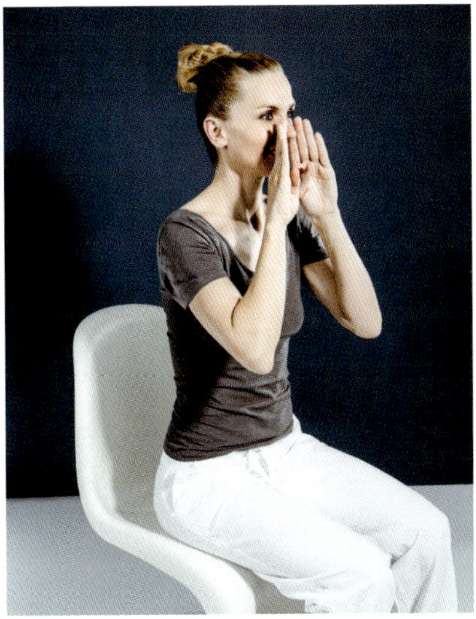

3. In derselben Position wie bei Übung 2 reibt der / die Partner/in von hinten mit der Fingerkuppe des Mittel- und Zeigefingers entlang der Nasenflügel des Schnarchers. Sie / Er fährt 12 cm von der Nasenwurzel abwärts. Diese Schnarcherpunkte machen die Nase frei. Diese Massage kann man natürlich auch an sich selbst durchführen.

Wecke die Schnecke

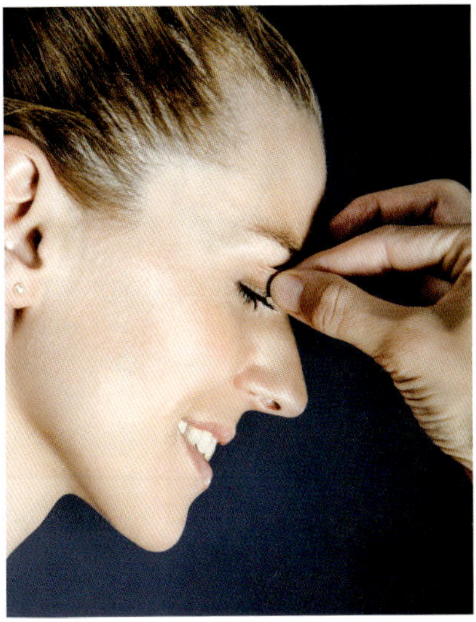

- Hebe mit Daumen und Zeigefinger 3-mal deine Augenlider zur Seite
- Wunderbar vor dem Einschlafen
- Kräftigt und stärkt die Augen
- Führt zur Bewusstseinsklarheit
- Die meisten Muskeln haben wir rund um die Augen – wenn du mit 70 Jahren diese Übung das erste Mal machst, hast du ja noch mindestens 30 Jahre Zeit um zu üben.

Zusammenfassung:
Leidest du unter Einschlaf- oder Durchschlafstörungen?
Mit diesen – einfachen – Maßnahmen wird deine Nachtruhe erholsamer.

1. Frische Luft
2. Wegräumen, was nichts mit dem Schlaf zu tun hat – Fernseher, Handy, Radio
3. Lass den Sternenhimmel ins Schlafzimmer. Anfangs ist es ungewohnt, mit den Sternen zu schlafen
4. Mit den Füßen und Zehen spielen
5. Ich vergebe allen. Ich vergebe mir selbst. Ich liebe mich.
6. Verbanne alle Uhren aus dem Schlafzimmer und auf dem Weg zur Toilette.
7. Mach Feierabend im Kopf und schreib vor dem Schlafengehen alles auf, wofür du am heutigen Tag dankbar warst.
8. Gönn' dir ein eiskaltes Sitzbad oder eine kalte Dusche. Im Winter eine Runde barfuß im Schnee.
9. Verzichte auf Wärmeflaschen im Bett, sie trocknen deine Füße aus.
10. Erlaube dir einen Schlummertrunk (Entspannungstee, Milch mit Honig, Schluck Wasser)
11. Wenn du nicht schlafen kannst, frag deine Seele, was sie dir sagen möchte, und schreibe alles auf.
12. Daumen und Zeigefinger bilden einen Kreis
13. Augenlider 3-mal heben und Nasenwurzel massieren
14. Gebet „Den Seinen gibt's der Herr im Schlaf"!
15. Wenn möglich, guten Sex
16. Konzentriere dich auf deine Atmung
17. Rückenlage
18. Schildkrötenübung (im Buch beschrieben)
19. Abendmeditation
20. Spaziergang in frischer Luft
21. Kerze statt Licht
22. Lass los
23. Ich bin ruhig beim Einatmen, ich bin ruhig beim Ausatmen
24. Beim Liegen den Körper schrittweise, von den Füßen beginnend,

langsam nach oben steigend, entspannen. So gleitet man leichter und bewusst vom Wachzustand in den Schlafzustand.

Datteln, Weizen, Grünkern, Dinkel, Aloe Vera, Milch mit Honig, Johanniskraut und Hopfen sind Schlafförderer.

Die Ausrede mit der Uhr

90 % aller Schlafstörungen und nervlicher Probleme sind auf das Tragen einer Uhr zurückzuführen. Die Uhr gibt uns einen Rhythmus vor, der nicht der unsere ist. Auf diese Art beeinflussen uns Uhren durch ihre Schwingung.
Durch den permanenten regelmäßigen Impuls der Uhr wirkt dies störend auf unser gesamtes Immunsystem. Beim Treppensteigen haben wir einen anderen Puls als beim Relaxen. Wir hängen an unseren Körper ein Gerät, das sehr viel Stress erzeugen kann. Wenn Gott gewollt hätte, dass wir eine Uhr tragen, hätte er sie uns mitgegeben. Obwohl viele Menschen 24 Stunden am Tag eine Uhr am Körper tragen, haben die wenigsten Zeit für sich und ihre Lieben. Sie sind nicht im Augenblick. Für alle, die ohne Uhr nicht leben können: Am Handy nachsehen!
Ich erinnere mich an meine Marathontrainings, wo ich sogar die Stimmung davon abhängig gemacht habe, ob ich nach 30 km um 2 Sek. langsamer war als ich mir vorgenommen hatte. Ich bin Marathon gelaufen um meine innere Leere zu füllen.Diese Erfahrung hat mir damals sehr viel Energie, Sympathie und Leistungskraft geraubt. Aber auch jetzt erlebe ich zahlreiche Menschen, die sechs Monate auf einen Marathon mit Pulsdiagramm und Trainingsplan trainiert haben, um mir nach 42,2 km im Ziel völlig ausgelaugt zu sagen, dass ihr persönlicher „Wettkampfplan“ nicht aufgegangen ist. Sie haben ja um die „Wette gekämpft“ und das beim Lieblings-Hobby.
Beim Olympiamarathon in London 2012 bekam ich die Bestätigung

von einem der bislang erfolgreichsten Wintersportler Österreichs, Felix Gottwald. Er hat mir bei einem Regenerationslauf erzählt, dass er gänzlich ohne Uhr trainiert und dass er lieber auf seine Freude beim Laufen achtet als auf die Zeit. In London haben die afrikanischen Läufer die Olympiamedaillen gewonnen. Die Sieger im Herzen sind auch die Sieger im Rennen. Erst die weiter hinten platzierten Läufer waren Europäer. Man hat dies auch schon an ihren Gesichtern gesehen. Leider ist mein lieber Freund Günther Weidlinger verletzt ausgeschieden, sonst hätte er wahrscheinlich mit seinem „schnellsten Lächeln Europas" einen Afrikaner vom Stockerl verdrängt.
Die Uhr hat mit Kontrolle zu tun. Ein 100-Meter-Sprinter sieht erst im Ziel seine Zeit – er kann unterwegs nicht nachsehen. Je länger ein Lauf ist, desto öfter sehen die Sportler auf die Uhr und schneiden sich dadurch häufig von der Energie ab, die sie umgibt. Sie verhindern dadurch, ihr Bestes mit Freude zu geben und den Weg zu genießen. Spitzensportler genießen häufig die Sucht nach Anerkennung als Liebesersatz.

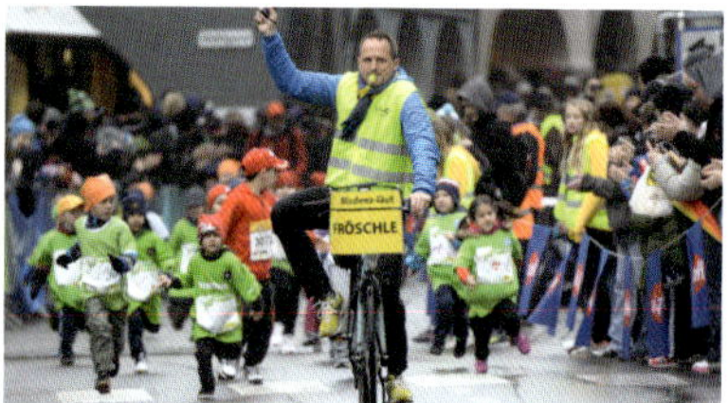

Bludenz läuft – ULC Bludenz

Und wieder sind es die kleinen Kinder, von denen wir hier lernen können. Die meisten kennen die Uhr noch nicht und wissen auch nicht, wie spät es ist. Es ist auch egal! Bei den vielen „Fröschle-Marathons" rennen sie einfach los, ausgerüstet mit Freude und Spaß. Erst mit der Zeit lehren wir Erwachsene die Kinder, mit einer und damit gegen die Uhr zu laufen, sodass viele Kinder voller Frust diese wichtige Bewegungsform vorzeitig wieder beenden.
Erst beim Bundesheer „MÜSSEN" die Jungs wieder auf die Laufstrecke. Ich habe in Ried im Innkreis einige Mal beobachten können, wie sich 300 männliche Jungsoldaten anstrengen, wenn sie 3 km auf Zeit laufen. Sehr viele 18-jährige sind übergewichtig, unbeweglich und träge. Bei dieser Anzahl sind vielleicht gerade mal 30 Jungs topfit! Schade um die vielen jungen Frauen, die sich in Couch-Potatoes verlieben, weil unser Schulsystem im Bewegungsbereich die größten Mängel aufweist und die Lobby der Ernährungsindustrie immer unmoralischer handelt.

Achtet einmal bewusst auf die vielen Läufer, die sich mit verzerrten Gesichtern und finsterer Miene durch die idyllischen Landschaften quälen. Mir kommt vor, dass bei diesen superorganisierten Läufen in den Ausschreibungen der Veranstalter zu lesen steht: Das Lachen ist ausschließlich im Zielbereich erlaubt und nur, wenn dein Name genannt wird, oder ausnahmsweise, wenn ein Foto von dir entlang der Strecke gemacht wird. Es ist kaum jemand mit einem fröhlichen Gesicht oder gar einem Lächeln dabei. Die Namen auf den Startnummern erlauben jetzt auch den Zuschauern ein Zurufen mit: *„Hopp auf Maria, Nicole, Karl, ...!"* Meist dauert es ein wenig, bis die gemeinten Läufer reagieren, dafür lachen sie zeitversetzt, ein paar Meter später. Deshalb herrscht noch immer die weitverbreitete Meinung: *„Das kann doch nicht gesund sein – wie du daher läufst!"*

„Krücken-Grundkurs" ... Nordic Walking ... oder eine Umweltverschmutzung der optischen Art?

Noch interessanter sind die Nordic Walker unterwegs, die meiner Meinung nach auf eine clevere Idee der Wirtschaft reingefallen sind. Ich meine hier nicht die vielen Menschen, die bergauf/bergab oder aus gesundheitlichen Gründen mit Stöcken spazieren gehen.
Es ist „Krücken-Training" pur und „a guats G'schäft": die Hüftoperationsstationen sind voll! Ich bin überzeugt, dass die heute 80-jährigen Krückengeher in den nächsten 20 Jahren von 50-Jährigen abgelöst werden. Abgeschaut haben sich die klugen Erfinder diese Idee bei den skandinavischen Langläufern. Ich hatte das Vergnügen, mit den Kaisern des Langlaufsports, Bjørn Dæhlie und Vegard Ulvang aus Norwegen, sowie mit meinem Freund Franz Gattermann und anderen Lauffreunden zu trainieren.

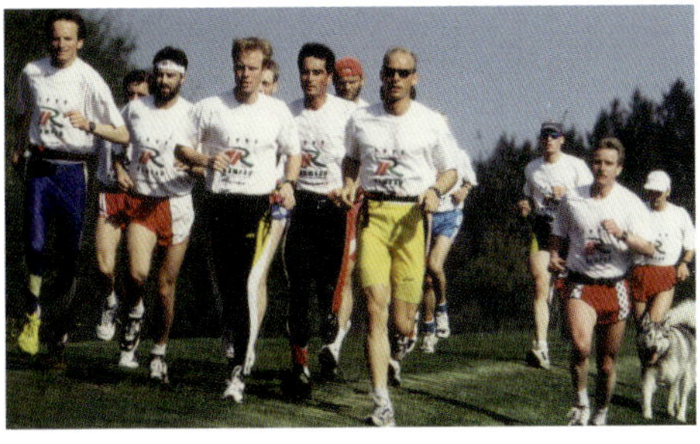

Diese Allroundsportler haben die Stöcke beim Bergauflaufen verwendet, aber nicht im Flachen. Der Vorteil der Nordic Walking-Bewegung überwiegt bei Weitem mein Argument. Wir Menschen sind es gewohnt, mit einem Sportgerät ausgerüstet unterwegs zu sein. Und ohne diese Stöcke wäre der Motivationsschub zu klein, sodass viele zu Hause bleiben würden. Das Ergebnis: weniger Bewegung!

Eines meiner Lieblingshobbys ist das Beobachten von Menschen. Wie sie gehen, reden, sitzen, stehen. Dabei fällt mir immer wieder auf, wie ältere Männer beim Spazierengehen mit fast steifer linker Hand unterwegs sind, während die rechte Hand ganz leicht und einfach rhythmisch mitschwingt. Da die rechte Hand die Intellektuelle, geistige Ebene repräsentiert, ist das klar. Noch klarer ist es auf der linken Seite, die für die Gefühlsebene steht. Sehr viele Männer tun sich hier schwer und reden von „Esoterik", was im Wörterbuch so viel heißt wie „von innen kommend." Die Ratio, die Verstandesseite ist super ausgebildet, während die Herzensseite der vielen gefühlskalten Männer leidet.
Beim Gehen kann sich niemand verstellen.

Erinnert euch an die Silvesterwünsche

„Ich wünsche dir einen guten Rutsch!" Die Nordic Walker nehmen das wörtlich und verwenden Stöcke, damit sie nicht das ganze Jahr herumstolpern. Ich wünsche euch allen keinen guten Rutsch! *Ich wünsche euch, dass ihr euch tief verwurzelt, dass ihr wieder lernt, auf euren eigenen Füßen die Erde zu berühren. Mit Dankbarkeit!!!*
Ein sehr weiser Mann hat mir einmal gesagt, dass es leichter ist, übers Wasser zu gehen als auf der Erde. Durch diese Neujahrswünsche habe ich entdeckt, was er gemeint hat.
Ich trage seit über zehn Jahren keine Uhr mehr und bin sehr dankbar, im Jetzt zu leben. An meinem Handgelenk steht gedanklich: *„Jetzt!"*

Dem Geduldigen laufen die Dinge zu, dem Eiligen laufen sie davon.
Asiatische Weisheit

Liebe auf den ersten Blick

2009 durfte ich eine herzerfrischende Geschichte von einem Junggebliebenen erfahren.

August, geb. 1918, radelt mit 91 Jahren noch immer über 3.000 km pro Jahr mit seinem Fahrrad.
Wir trafen uns an einem Vorarlberger Bahnhof, wo er sich in seinem rüstigen Alter gerade auf den Weg machte, mit dem Zug nach Kärnten zu fahren, um dort drei Bausparverträge von langjährigen Kunden erneut abzuschließen. August war bis zur Pensionierung bei der österreichischen Bahn und hat sich gesagt, dass er gerne einen Job hätte, wo er auch in der Pension noch arbeiten darf. So bewarb er sich bei einer Bausparkasse als nebenberuflicher Mitarbeiter. Er stieg dort zu einem der erfolgreichsten seiner Zunft auf! August erzählte mir von seiner wunderbaren Frau, er hatte vor einigen Monaten eiserne Hochzeit gefeiert. Sein 65-jähriges Hochzeitsjubiläum.
Er lernte seine Frau während des Krieges im Lazarett in Gefangenschaft in Norwegen kennen. Seine Frau war damals „Gesundenschwester“, er wusste nur ihren Vornamen und dass sie aus dem Bundesland Salzburg kommt. Da sie das Lazarett über Nacht verlassen musste, war er sehr traurig – er kannte weder ihre Adresse noch ihren Familiennamen.

Fünf Monate später – nachdem am 15.06.1945 auch für August der Krieg zu Ende gegangen und er aus dem Lazarett in die Freiheit entlassen worden war – machte er sich auf nach Salzburg, um das Unmögliche, seine große Liebe zu finden, möglich zu machen.
Dafür hatte er genau zwei Tage Urlaub!
Am ersten Tag besuchte er die Stadt Salzburg. Neben dem Café Glockenspiel sah er eine bezaubernde Frau, die gerade etwas Schönes in der Auslage eines Modegeschäftes bewunderte. Er traute seinen Augen nicht! Sie war es!
Seine Gesundenschwester. Mit Tränen und großer Dankbarkeit umarmten sie sich. Sofort beschlossen sie, ihren Weg miteinander zu ge-

hen. Eng umschlungen und das Glück kaum fassend, spazierten sie in einen der schönsten Gärten – den Mirabell-Park in Salzburg. Dort entstand das Foto, das August aus seiner Geldtasche zieht und mir voller Freude zeigt! *„Schau Franz, das ist SIE!“*
Seit über 65 Jahren trägt August dieses in der Zwischenzeit etwas vergilbte Schwarz-Weiß-Bild in seiner Geldbörse bei sich.
Er hat seine große Liebe gefunden und geheiratet. Und ihr nächstes Ziel ist, die Steinerne Hochzeit (67,5 Jahre) zu feiern.
August und seine Frau haben aber noch viel mehr vor: 70 Jahre Gnadenhochzeit, 75 Jahre Kronjuwelen Hochzeit.
Die zwei Termine feiern sie bereits im Himmel, da der liebe Gott in der Zwischenzeit beide wieder zu sich nach Hause geholt hat!

„Das, worauf wir unsere Aufmerksamkeit richten, wird mehr.“
Dies hat mich August auf imposante Weise gelehrt!
DANKE, LIEBER AUGUST
„Ein Mensch wird nur alt, weil er vergisst, wie er liebt.“

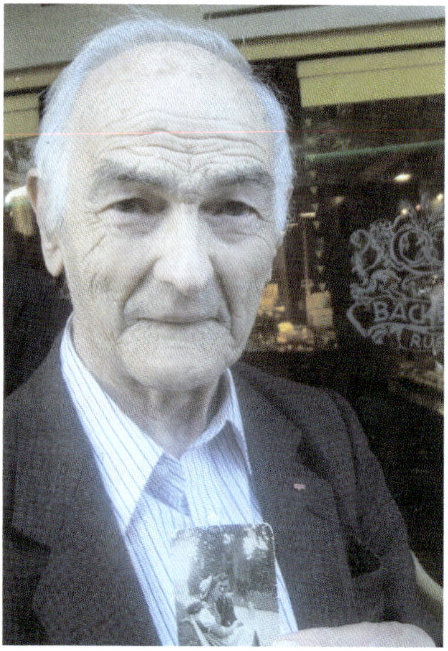

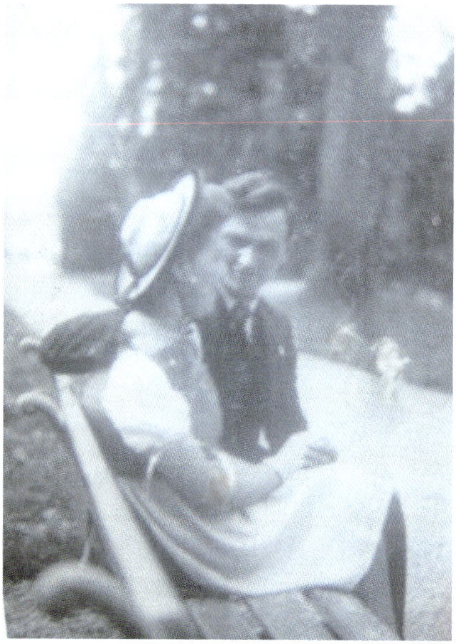

Verbreite Liebe

Verbreite Liebe, wo immer du hingehst: zuerst in deinem eigenen Haus. Gib deinen Kindern Liebe, deiner Frau oder deinem Mann, deinem Nachbarn von gegenüber ...
Lass nie jemanden zu dir kommen, ohne ihn besser oder glücklicher wieder gehen zu lassen.
Sei der lebendige Ausdruck von Gottes Güte; Güte in deinem Gesicht, Güte in deinen Augen, Güte in deinem Lächeln, Güte in deinem warmen Gruß.
Mutter Teresa

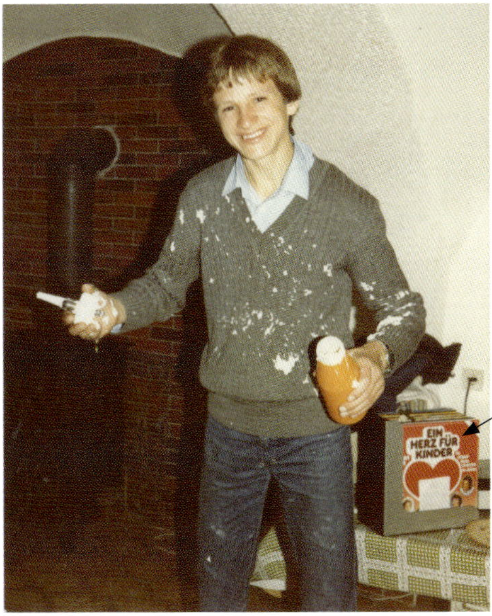

Meine Lieblingsschallplatte vor 30 Jahren: „Ein Herz für Kinder“

Die Trauer und der Tod

Es gibt Kulturen, in denen die Menschen ein Fest feiern, wenn jemand stirbt. Sie glauben, dass Gott weiß, warum es für uns an der Zeit ist, die Erde wieder zu verlassen.
Der Tod ist für sie die Eintrittskarte in eine andere Welt.
Sie glauben auch, dass Trauer lediglich ein Signal ist, dass man die Mechanismen des Lebens nicht verstanden hat.
Da der Tote nun an einem schönen Ort weilt, bemitleiden sie sich nur selbst. Diese Menschen verknüpfen positive Aspekte mit dem Tod und negative mit der Trauer, die kein Bestandteil ihrer Kultur ist.
Sie nehmen den Tod an.

Was würde passieren, wenn du dir folgende Frage einmal ehrlich stellst: Was, wenn alles, was ich bisher in meinem Leben als falsch bezeichnet habe, richtig wäre?

Was Ihr seid, das waren wir.
Was wir sind, das werdet Ihr.
Alter Friedhofsspruch

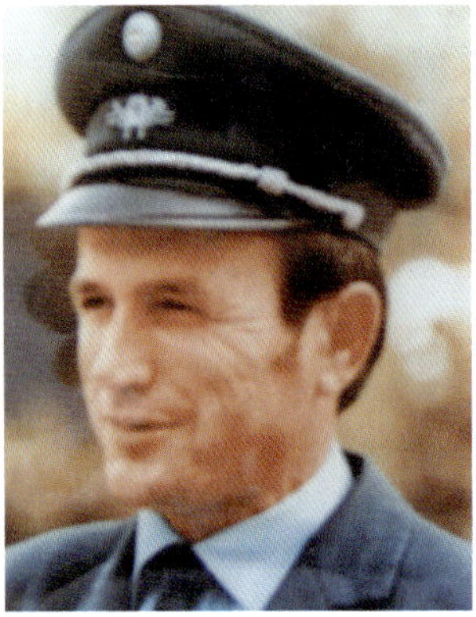

Franz Wagenleitner sen.
**14.01.1938 † 05.03.1983*

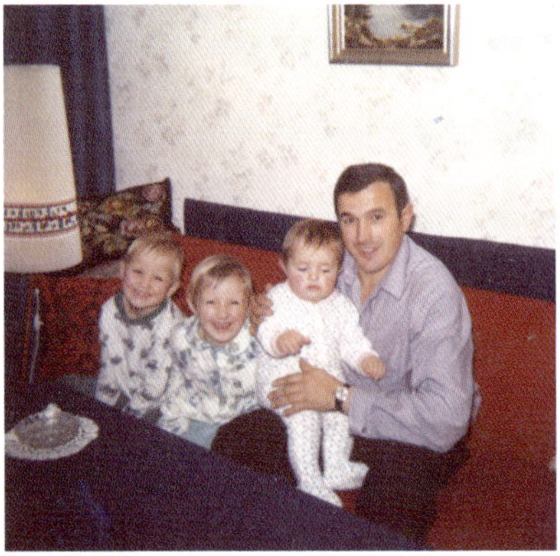

Meine große Schwester und mein kleiner Bruder

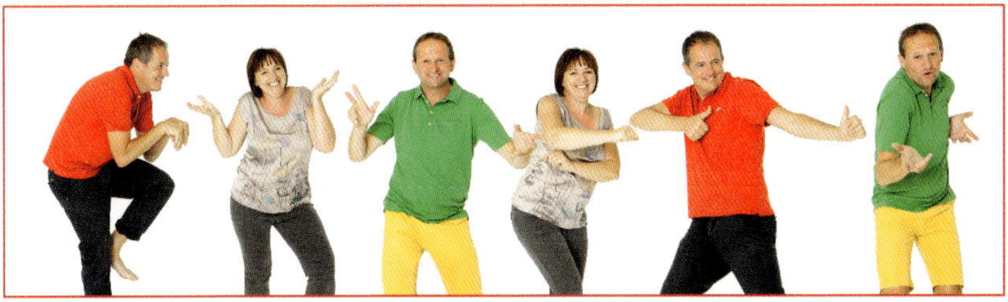

In meiner Kindheit hatte ich großes Glück, dass es vor mir schon eine „große Schwester" gab. Die war einfach schon da. Gaby teilte viele ihrer Spielsachen mit mir, aber zeigte mir auch, wie ein Bub „richtig" spielt. Sie lehrte mich das Rollerfahren, wie „MANN" Puppen richtig anzieht, und später durfte ich früher als andere Kinder in meinem Alter Veranstaltungen und Jugendtreffs besuchen. Gaby war immer da, wenn der „kleine Bruder" etwas nicht konnte. Das hat sich auch als Erwachsener fortgesetzt. Dafür bin ich sehr dankbar.

In der Schule war Gaby eine Streberin, und meine „4er" und „5er" wurden mit ihren „1ern" verglichen. Das war einfach nicht fair, denn sie ist ein Mädchen und spielt nicht Fußball, also hat sie viel mehr Zeit, um zu lernen! Viele von euch haben schon Kartenspiele gespielt. Da gibt es eine ganz besondere Karte, den „JOKER". Gaby ist mein JOKER!

Dann kam „ER".
Erwin, mein kleiner Bruder. Er hatte ganz schwarze Haare, als ich ihn als Baby das erste Mal sah. Ist der lieb, so ein Schöner! So kleine Hände und Füße, und schreien konnte er, wenn ich ihn zu fest berührte. Statt Puppenspielen war jetzt Babyspielen dran. Wenn er nicht so mitspielte, wie „unsere große Schwester" und ich uns das ausgedacht haben, tranken wir ihm sein Süppchen aus, oder wir erfanden eine Geschichte, um

nicht mehr mit ihm spielen zu müssen. Das ist wahrscheinlich auch der Ursprung seiner Schlauheit, in der er uns bald überlegen war.
Er wurde schnell zum Star in unserer Familie. Alles drehte sich um ihn. Dieser kleine Bruder, na, ja ... Dafür konnte ich besser Fußballspielen! Erwin hat mir gezeigt, wie es mir gelingt, mit Menschen besser umzugehen. Nach dem Tod unseres Vaters arbeiteten wir beide als Briefträger. Er hatte stets neue geniale Ideen. Er zeigte mir, wie es möglich ist, mein Einkommen zu erhöhen. Mein kleiner Bruder war die „Verkaufskanone" bei der Post. Für mich die Nummer 1. Sparbücher, Telefon-Wertkarten, Bausparer und Konten fanden ihre Abnehmer.

Wir gründeten Familien.

Der Alltag hat plötzlich andere Prioritäten.

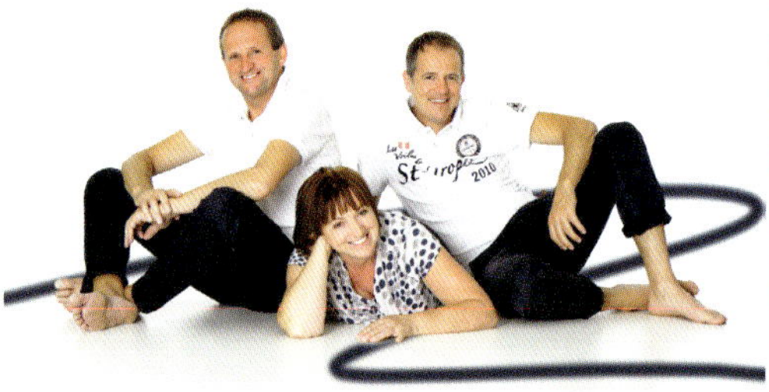

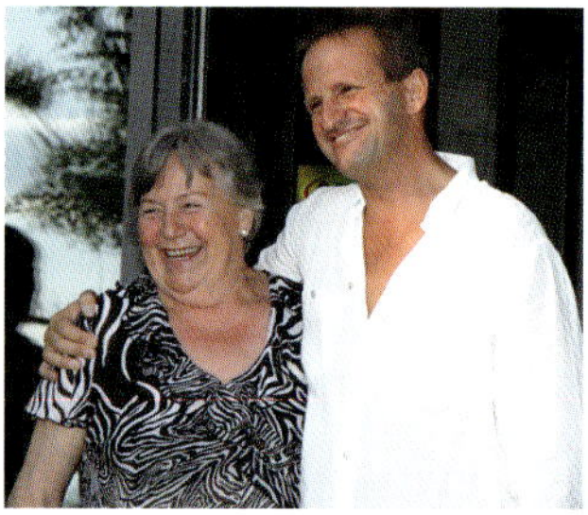

Unsere Mama hat ihren 70er. Was schenken erwachsene Kinder ihrer Mutter? Erinnerungen? Wir trauten uns rund 30 Jahre nach unserem letzten Foto, dieselbe Fotografin anzurufen und mit ihr ein paar Fotos für die Geburtstags-Mama zu machen. Es war einfach nur schön, unsere Geschichten, dieses vertraute Lachen unter uns Geschwistern!
Ich liebe meine „große Schwester" und meinen „kleinen Bruder."

Was würde passieren, wenn auch du so eine Schwester oder so ein Bruder bist ? Wenn du mit deinen Geschwistern vielleicht schon lange nicht mehr geredet hast?
Mach den ersten Schritt ... warte nie, bis du Zeit hast!

Mit „Fingerspitzengefühl“ „Der Stinkefinger“ oder: Ich grüße das Göttliche in dir!

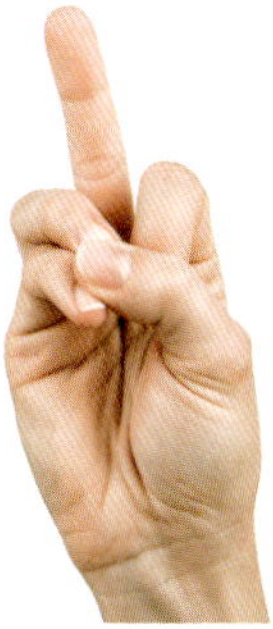

Der Mittelfinger, diese berühmte Geste, die heute sogar gerichtlich belangt werden kann, wird oft gezeigt. Ein guter Freund ist Chef der Polizei Braunau und hat mir gesagt, dass es Eur 20,- kostet, wenn jemand diese Geste zeigt. Wisst ihr, was das wirklich heißt?
Mein ganzes Trachten richtet sich auf das Göttliche.

Der Stinkefinger … (Der Mittelfinger zeigt senkrecht zu mir)
Es war einmal vor ganz langer Zeit, da gab es viele verschiedene Bibelübersetzer, jeder wollte seine eigene Geschichte schreiben.
Diese wunderbare Übung mit dem nackten Mittelfinger nach oben heißt in seiner ursprünglichen Bedeutung:

„ICH GRÜSSE DAS GÖTTLICHE IN DIR“.

„Der Mittelfinger himmelt uns“
Dies wussten bereits die Bibelfanatiker. Dort, wo viel Licht ist, ist auch viel Schatten. Es gab viele Streitereien über die verschiedenen Auslegungen der Worte, die in diesen heiligen Büchern stehen sollten.
Und dieses heiligste Symbol und Mudra wurde bei Nichtübereinstimmung einer Meinung mit: *„Du kannst mich mal“* neu übersetzt.

Verachtung

Wenn mir das jemand zeigt, könnte ich ihn umarmen – wunderschön. Ich habe gar nicht geahnt, dass dein ganzes Trachten mir gehört – dass du mir das wünschst, freut mich von ganzem Herzen. Ihr seht, wie diese Dinge ins Gegenteil verkehrt werden: der Ausdruck des Zorns, der Verachtung irgendwelcher Sexualpraktiken und dergleichen mehr.

Finger-Atmen

- Nimm die Umgebungstemperatur wahr und stelle dir die Luft an deinen Fingerspitzen etwas kälter vor.
- Richte beim Einatmen deine Aufmerksamkeit auf den jeweiligen Finger, der dabei leicht in seinem letzten Glied gebeugt wird.
- Starte mit dem Einatmen immer nur durch einen Finger, ausatmen dann durch alle aktivierten Finger.
- Strecke dabei den / die Finger ganz aus.
- Beginne mit dem Daumen: Einatmen durch den Daumen – ausatmen durch den Daumen – einatmen durch den Zeigefinger – ausatmen durch Daumen und Zeigefinger
- Einatmen durch den Mittelfinger – ausatmen durch Daumen, Zeigefinger und Mittelfinger (in dieser Abfolge). Dabei richtest du die Aufmerksamkeit immer auf den jeweiligen Finger.
- Am Ende: Atme durch den kleinen Finger EIN und atme durch alle fünf Finger und der Mitte der Handinnenflächen gleichzeitig aus.

① · Kältere Luft als die Fingerspitzen vorstellen
· Daumen einatmen – Daumen ausatmen

② · Zeigefinger EIN
· Daumen – Zeigefinger AUS

③ · Mittelfinger EIN
· Daumen – Zeigefinger – Mittelfinger AUS

④ · Ringerfinger EIN
· Daumen, Zeigefinger, Mittelfinger und Ringfinger AUS

⑤ · Kleiner Finger EIN
· Alle Finger AUS
· GLEICHZEITIG die Handflächen aufstellen und eine Tischplatte wegschieben

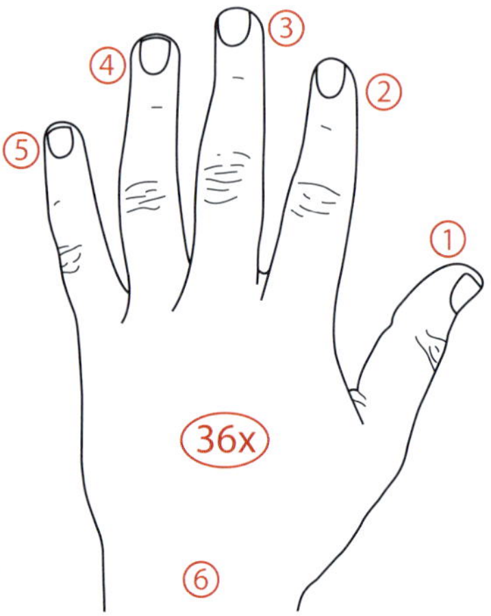

⑥ Alle Finger einatmen
a) Tischplatte zum Körper ziehen
b) Handgelenke aufstellen –
Tischplatte wegschieben und über die Handfläche ausatmen

Bei allen Arten von Schulter-, Arm-, Ellbogen-, Hand- und Fingerproblemen habe ich damit tolle Erfahrungen gemacht.

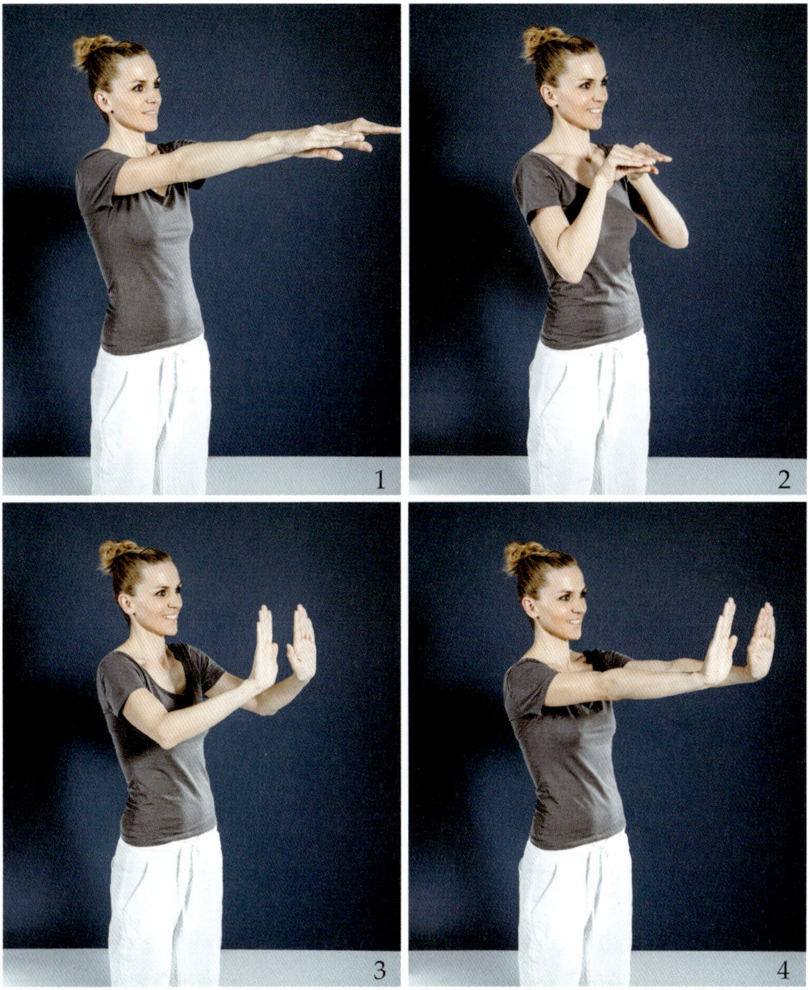

Den Regenbogen berühren

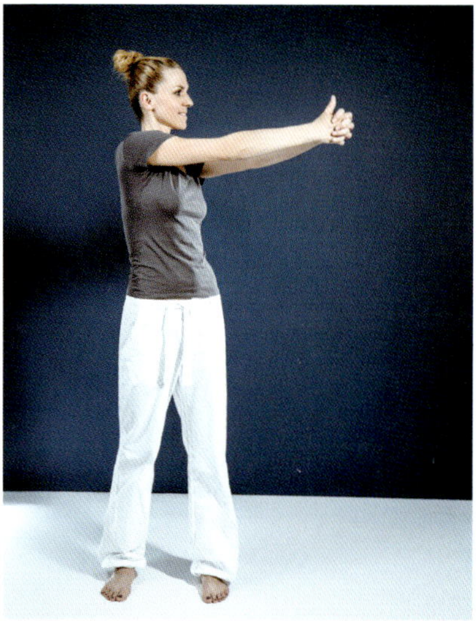

Diese Übung stärkt deinen Rücken und hält deine Wirbelsäule beweglich.

- Stelle dich schulterbreit mit beiden Beinen auf die Erde – lass das Gefühl von Wurzeln in deinen Füßen entstehen
- Strecke beide Hände, in Höhe deiner Schultern, nach vorne aus
- Die Finger umarmen sich, wobei beide Daumen zum Himmel zeigen
- Stelle dir auf beiden Daumennägeln ein lachendes Gesicht vor.
- Atme in dieser Position tief ein
- Nun drehe dich, soweit du kannst auf die eine Seite des Regenbogens, ohne zu atmen, und lächle all deinen bunten Farben zu
- Dreh dich wieder zurück in die Mitte, ohne zu atmen, und atme vorne wieder aus
- Atme in dieser Position wieder tief ein
- Nun drehe dich, soweit du kannst, zur anderen Seite des Regenbogens, ohne zu atmen, und lächle all deinen bunten Farben in dir zu
- Dreh dich wieder zurück in die Mitte, ohne zu atmen, und atme vorne wieder aus

Wiederhole diese Übung 18-mal links und 18-mal rechts.

Ich habe schon des Öfteren bemerkt, als ich diese Übung Freunden zeigte, wie es „schaukelte“ und etwas wieder an den „rechten Platz“ gerutscht ist.

Nach dieser Übung würde ich drei Tassen heißes Wasser trinken.
Das heiße Wasser macht die Gelenke wieder beweglicher und den Körper elastisch!

Viele Menschen fragen an dieser Stelle: *Kann ich auch Tee trinken?*
Würdest du deine Unterwäsche mit Tee waschen?
ALLES KLAR!!! ROGER!

Achte beim Trinken des heißen Wassers auf die Aufmerksamkeit in deinen Zehen, damit dein Blutdruck harmonisch bleibt!

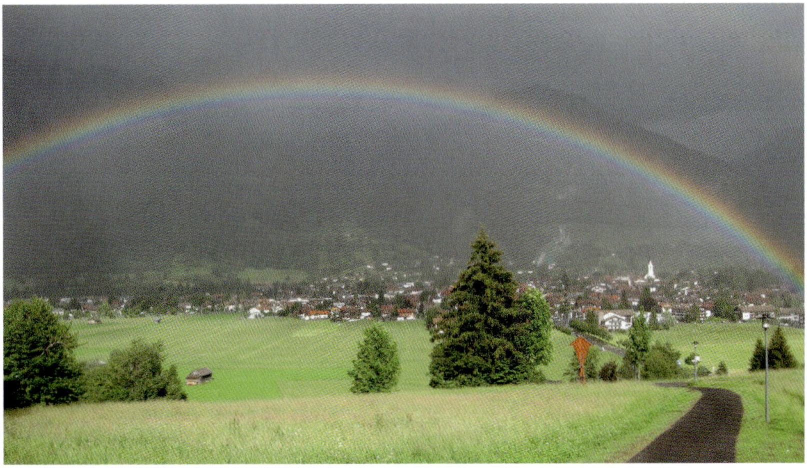

„Da sein"

- Setze dich aufrecht und mit geradem Rücken in den Schneidersitz oder halben Lotussitz.

- Die Oberschenkel und die Knie liegen am Boden.
  „DA SEIN"

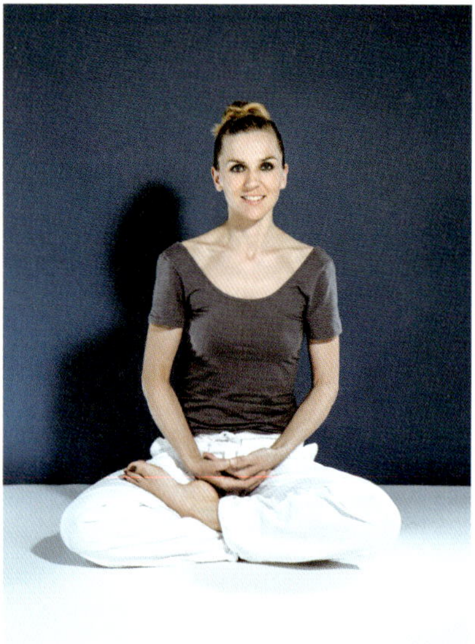

- Bei Bluthochdruck atme sanft 24 x Richtung Himmel ein und richte dich dabei auf. Atme fest Richtung Erde aus und lasse den Oberkörper dabei wieder sinken.

- Bei Blutniederdruck atme 36 x fest ein, richte dich auf. Atme sanft aus und lasse den Oberkörper dabei wieder sinken.

Ich habe die Erfahrung gemacht, dass sich dadurch bei vielen Menschen der Blutdruck wieder normalisiert hat.

Atme dich frei

- Setze dich auf deine Fersen – hebe deine Arme über den Kopf und beuge dich nach vorne, bis du mit der Stirn den Boden berührst und deine Arme vor deinem Körper ausgestreckt sind.

- Die Handinnenflächen lächeln zur Erde.

Durch diese Entspannungsübung werden deine Nebennieren stimuliert, Glukokortikoide selbst zu bilden.

Ärzte verwenden Glukokortikoide bei schweren Anfällen von Asthma.

Genieße dieses Wohlgefühl mit allen Sinnen.

Atme über deine Zehen ein und über deine Finger aus.
3 x täglich mindestens 8 Minuten.

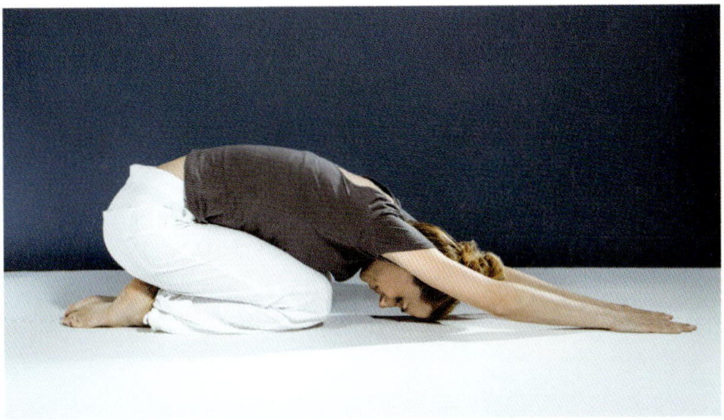

Zünde deine Kerze an

- Zünde deine Kerze an, lege dich flach auf den Boden und bedanke dich bei der Erde für das Getragenwerden.
- Der Kopf ist gerade und bildet mit dem ganzen Körper eine Linie.
- Atme tief ein. Dadurch wird deine Lunge gereinigt.
- Hebe beim Ausatmen langsam deine Beine, Hüften und Rumpf, bis sie in der Senkrechten sind. Drücke dabei das Kinn fest auf die Brust.
- Achte dabei darauf, dass dein Körper gerade nach oben gestellt ist.
- Hinterkopf, Nacken, Schultern und Oberarme ruhen auf dem Boden.
- Anfangs stütze deinen Körper mit den Händen ab. Wenn du mehr Übung hast, kannst du die Arme auf der Erde ausstrecken.
- Begebe dich nun wieder langsam in die Rückenlage, indem du deine Beine beugst und langsam Wirbel für Wirbel abrollst.
- Bleibe mit deinem Nacken auf dem Boden und genieße dich in deiner Grundstellung.

Diese Übung wirkt sich günstig auf dein ganzes Immunsystem aus.

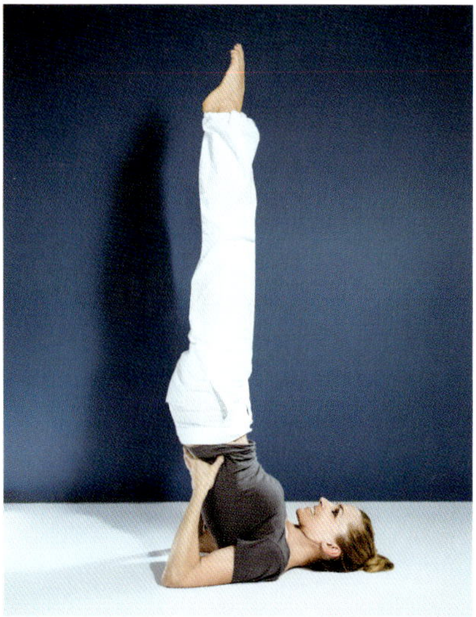

Übe am Morgen mindestens 3 Minuten.

Zehen und Finger flirten miteinander

- Lege dich mit geschlossenen Beinen flach auf den Bauch, die Stirn berührt die Erde.
- Becken und Knie liegen auf dem Boden, stell die Zehen auf.
- Winkle deine Arme an und lege die Hände mit den Handflächen nach unten parallel zum Körper auf den Boden. Die Fingerspitzen zeigen Richtung Zehen.
- Stemme deinen Oberkörper nach und nach mit den Armen hoch.
- Bewege Kopf und Wirbelsäule weit nach hinten. Durch die Rückwärtsneigung werden versteckte Rückenmuskeln gelockert, genieße deinen Atem.
- Halte den Atem an, während du deinen Kopf langsam so weit wie möglich nach links drehst, bis du über die linke Schulter zur Rückenmitte schauen kannst.
- Drehe deinen Kopf wieder in die Ausgangsposition zurück und atme aus, nimm einen weiteren Atemzug. Drehe deinen Kopf wie in Zeitlupe nach rechts, während du den Atem anhältst, bis du über die rechte Schulter zur Rückenmitte siehst. Bringe deinen Kopf wieder in die Ausgangsposition. Atme aus, während du den Oberkörper absenkst, bis deine Stirn wieder den Boden berührt.
- Ruhe dich in der Bauchlage aus und wiederhole diese Übung abends 8 x.

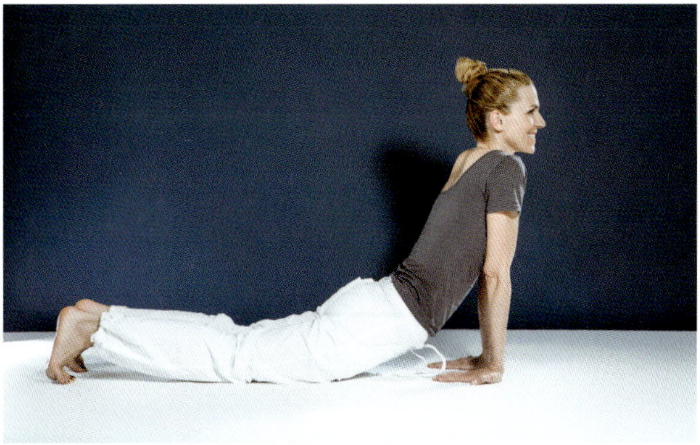

Du isst gerne Süßes?

- Dann setze dich auf den Boden und strecke deine Beine aus.
- Atme sanft und liebevoll ein, während du die Arme gerade über dem Kopf ausstreckst. Berühre den Himmel, um deine Wirbelsäule zu dehnen. Atme mit Freude und Dankbarkeit aus und beuge dich von der Hüfte abwärts vor, wobei du deinen Rücken so lange wie möglich gerade hältst, bis dein Kopf die Knie berührt und du deine Zehen mit den Händen umfassen kannst. Ziehe deine lächelnden Zehen zu dir.
- Verweile in dieser Stellung und genieße deinen Atem.
- Komm langsam wieder hoch und strecke dabei deine Arme nach oben. Halte deinen Rücken gerade, wenn du die Sitzposition erreicht hast.
- Lass die Arme langsam zur Seite sinken, genieße es, auch wenn du anfangs die Zehen mit den Händen nicht erreichst.
- Dehne nur so weit, wie es für dich angenehm ist.
- Drei Tassen heißes Wasser täglich, am Morgen getrunken, helfen dir, deinen Rücken beweglicher und deinen Körper wieder elastischer zu machen.
- Übe 8 x morgens.

Bei dieser Übung wird körpereigenes Insulin gebildet, das deine Bauchspeicheldrüse produziert.

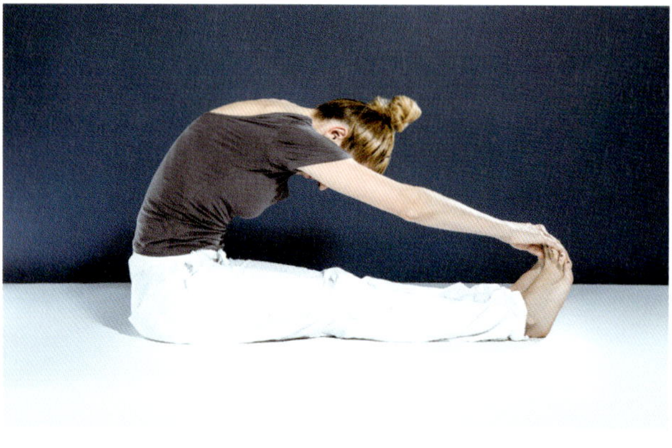

Unser Energie-Laser

Mit dem Energie-Laser können wir blockierte Energien wieder in Fluss bringen.

Mit der linken Hand

- Strecke Zeigefinger und Mittelfinger aus
- Lege den Daumen auf die Fingernägel von Ringfinger und kleinem Finger
- Zeige zum Boden und aktiviere die irdische Energie, indem du sechs kleiner werdende Kreise gegen den Uhrzeigersinn ausführst

Mit der rechten Hand dieselbe Haltung.
Zeige zum Himmel und aktiviere mit neun größer werdenden Kreisen die kosmische Energie in Uhrzeigerrichtung.

Unsere Hände sind wie Antennen, die Energieströme aus dem kosmischen Ozon anziehen und empfangen können, in den wir eingetaucht sind.

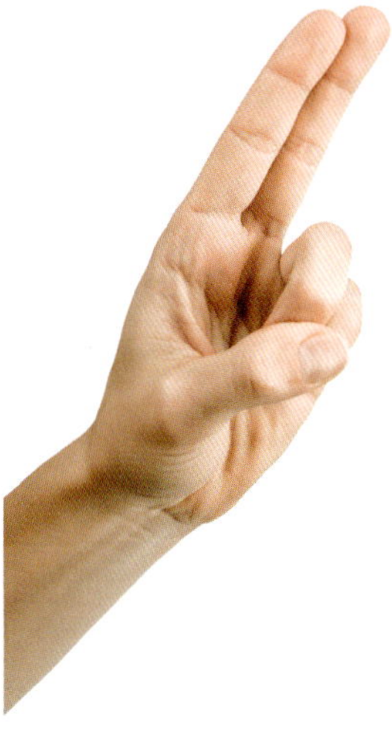

Der Gruß ist eine höchst bedeutende und wirksame Geste, mit der man andere Geschöpfe ermutigen, trösten oder beleben und ihnen viel Liebe schenken kann.

Ein Gruß ist eine echte Kommunion. Kraftvoll, harmonisch und lebendig.

Mach es einfach - für Leib und Seele

Bei Gelenkschmerzen

Im Sanskrit bedeutet „Bayau“ Luft. Dieses Mudra dient dazu, die lebenswichtige Luft im Körper in Fluss zu bringen.

Vorgehensweise:
Der Zeigefinger berührt und drückt leicht auf das Daumengrundgelenk. Der Daumen ist gebeugt und berührt den Fingerknöchel des Zeigefingers.

Wirkung und Nutzen:
Meine Erfahrungen habe ich bei der Linderung von Gelenkschmerzen, Rheumatismus, Arthritis und bei Lähmungserscheinungen gemacht.

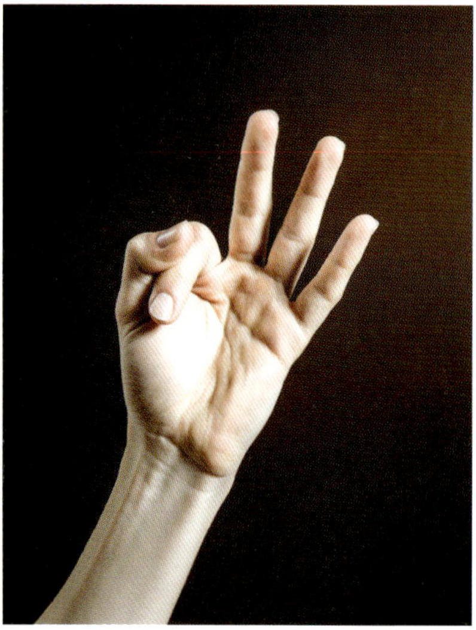

Fingerhaltungen mit beiden Händen ausführen.

Maximal 6 Wochen dieselbe Übung machen, dann wechseln. 3 x täglich, am Beginn 5 bis 15 Minuten steigern bis zu 45 Minuten.

Das Sonnen-Mudra

- Berühre mit den Fingerspitzen des Ringfingers das Grundgelenk des Daumens
- Beuge den Daumen, bis er den Knöchel des Ringfingers berührt
- Dieses Mudra erzeugt im Körper eine andere Art von elektronischen Impulsen
- Es erzeugt ein Gefühl der Leichtigkeit – vor allem, wenn du dich körperlich schwerfällig oder lethargisch fühlst
- Es verleiht dir auch mystische Kraft und stärkt deinen Magen

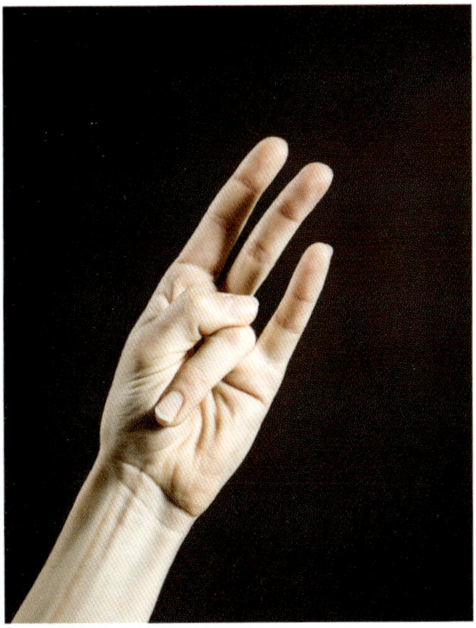

Fingerhaltungen mit beiden Händen ausführen.

Maximal 6 Wochen dieselbe Übung machen, dann wechseln. 3 x täglich, am Beginn 5 bis 15 Minuten steigern bis zu 45 Minuten.

Der „Hasengruß“

- Bei allen lebensbedrohlichen Befindlichkeitsstörungen
- Aktiviert dein Immunsystem
- Fördert den allgemeinen Gesundheitszustand
- Die Batterie des Körpers wird wieder aufgeladen
- Die Lebensenergie beginnt, mit enormer Kraft durch den Körper zu fließen
- Wunderbar für deine Augen, dein Herz und deine Schilddrüsen
- Verjüngt deinen ganzen Körper

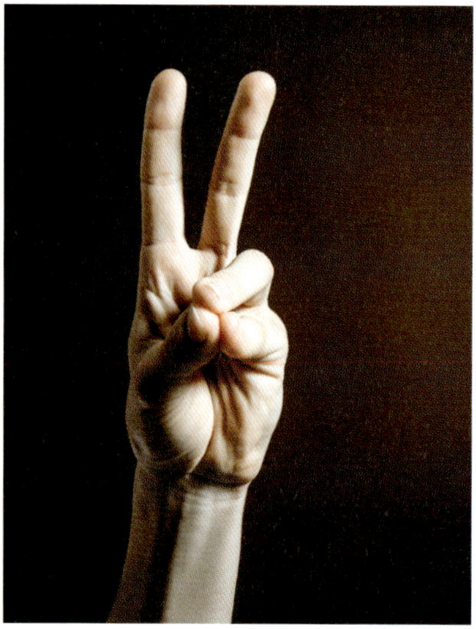

Fingerhaltungen mit beiden Händen ausführen.

Maximal 6 Wochen dieselbe Übung machen, dann wechseln. 3 x täglich, am Beginn 5 bis 15 Minuten steigern bis zu 45 Minuten.

Die Wahrheit erkennen

Bei Gedächtnis- und Konzentrationsstörungen sowie Schlaflosigkeit

Haltung der Weisheit

Erhöht den Blutfluss zum Gehirn und fördert aus diesem Grund die mentale Leistungsfähigkeit und das Gedächtnis.

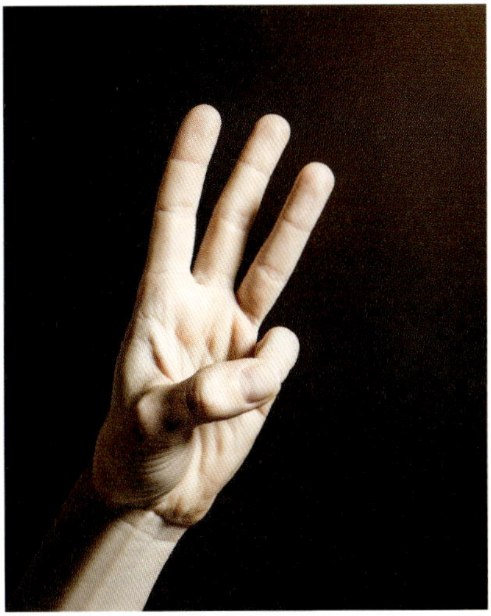

Fingerhaltungen mit beiden Händen ausführen.

Maximal 6 Wochen dieselbe Übung machen, dann wechseln. 3 x täglich, am Beginn 5 bis 15 Minuten steigern bis zu 45 Minuten.

Meine Lebensfreude aktivieren

Daumen – Ringfinger: Ich gebe mein Selbstmitleid auf, öffne mich der Lebensfreude.

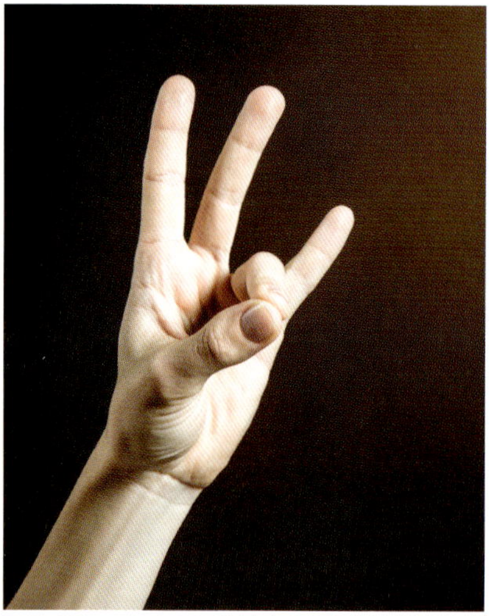

Fingerhaltungen mit beiden Händen ausführen.

Maximal 6 Wochen dieselbe Übung machen, dann wechseln. 3 x täglich, am Beginn 5 bis 15 Minuten steigern bis zu 45 Minuten.

Lass einfach los

Berühre die Fingerspitze des Daumens mit den Fingerspitzen des Mittel- und des Ringfingers.

Egal, ob ich an einer verstopften Nase, Trockenheit oder Harnwegsblockaden leide.

Dieses Mudra hilft dir zu schwitzen, es öffnet deine verstopften Poren und lässt den Harn wieder normal fließen.

Dein ganzer Körper wird entgiftet.

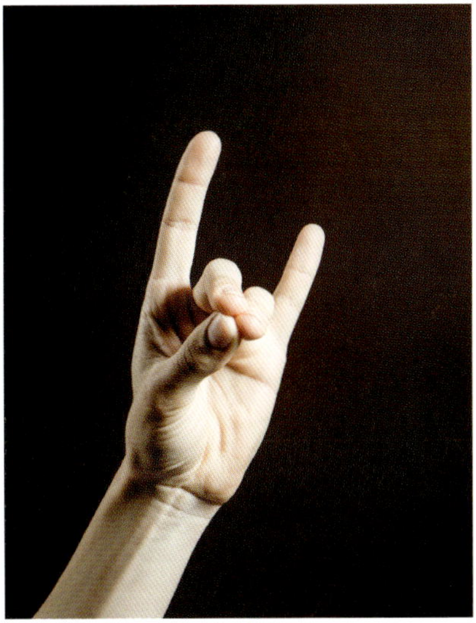

Fingerhaltungen mit beiden Händen ausführen.

Maximal 6 Wochen dieselbe Übung machen, dann wechseln. 3 x täglich, am Beginn 5 bis 15 Minuten steigern bis zu 45 Minuten.

Schön, dass es dich gibt

- Falte deine Hände so, dass nur dein linker Daumen senkrecht steht
- Stell dir ein lachendes Gesicht auf dem Daumenfingernagel vor
- Daumen und Zeigefinger der rechten Hand umschließen, den linken Daumen fest
- Dieses Mudra wärmt den ganzen Körper
- Bei Husten und Erkältungen habe ich bei vielen Menschen ausgezeichnete Erfahrungen erlebt
- Da alle Finger beider Hände zum Einsatz kommen, wird Traurigkeit in Freude verwandelt

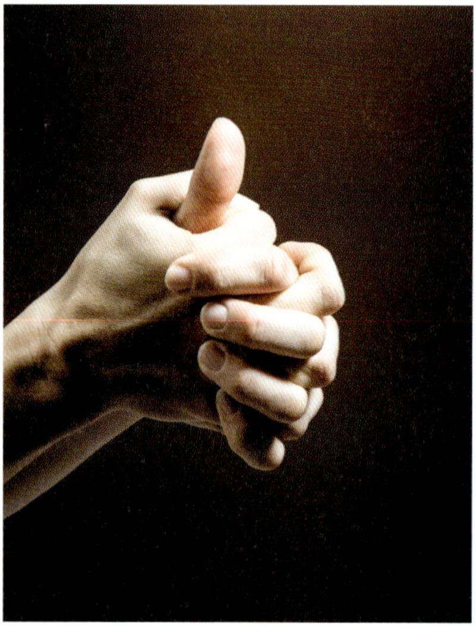

Meine lieben Ohren, ich lächle euch zu

- Deine Ohren lieben dich dafür
- Nur mit einer Hand üben
- Wenn das rechte Ohr betroffen ist, mit der linken Hand und umgekehrt
- Sind deine Ohren gesund – nicht anwenden
- Ich höre auf die Mitteilungen meines Körpers.

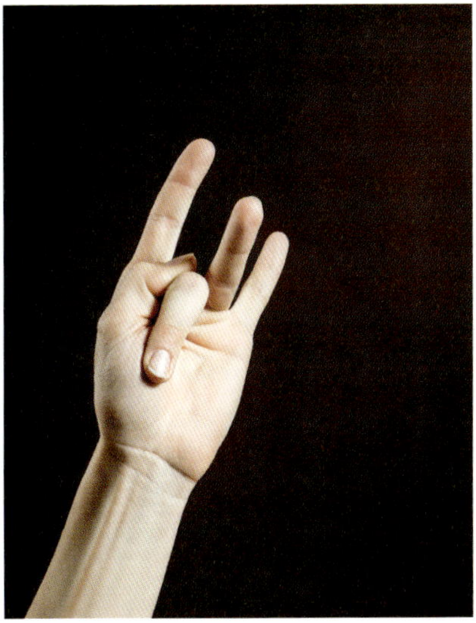

Literaturhinweise

- Ein Kurs in Wundern, *Foundation for Inner Peace*, Greuthof, 1994
- Katie Byron, *Lieben was ist*, Goldmann, 2002
- Anthony Robbins, *Grenzenlose Energie*, Ullstein, 1993
- Anthony Robbins, *Das Robbins Power Prinzip*, Ullstein, 1993
- Robert Betz, *Willkommen im Reich der Fülle*, Koha, 2011
- Dr. Joseph Murphy, *Der Weg zu innerem und äußerem Reichtum*, C. A. Koch, 1972
- Dr. Joseph Murphy, *Das I-Ging-Orakel Ihres Unterbewusstseins*, Ariston, 1979
- Napoleon Hill, *Denke nach und werde Reich*
- Sebastian Kneipp, *Mein Testament für Gesunde und Kranke*, Englisch Verlag, 1895
- Sebastian Kneipp, *Meine Wasserkur*, Englisch Verlag, 1888
- Sebastian Kneipp, *So sollt ihr Leben*, Englisch Verlag, 1897
- Sebastian Kneipp, *Ratgeber für Gesunde und Kranke*, Englisch Verlag, 1891
- Kurt Tepperwein, *Der Lebensführerschein*, mgv, 2007
- Sree Chakravarti, *Mein Weg als Heilerin*, Knaur, 1993
- Gisbert Niederführ, *Mohamed Khalifa – Heilen nur mit den Händen*, 2001
- Xaver Gottfried, *Mahavatar Babaji's New Gospel*, 2007
- Richard Wilhelm, *Laotse Tao Te King*, 1978
- Siegfried Lienhard, *Die Bhagavad Gita, wie sie ist*
- Richard Wilhelm, *I GING, Das Buch der Wandlungen*, Holle, 1956
- Richard Wilhelm, *Der Sinn des I GING*
- Mantak Chia, *Golden Elixir Chi Kung*, Destiny Books, 2005
- Dr. Gerhard Wenzel, *Qigong*, Tau, 1995
- Yogananda, *Autobiographie eines Yogi*
- Paul Watzlawick, *Wie wirklich ist die Wirklichkeit*
- Takashi Nakamura, *Das große Buch vom richtigen Atmen*, Knaur, 1987
- Thorwald Dethlefson, *Schicksal als Chance*
- S. S. Cohen, *Magie der Berührung*
- Hildegard von Bingen, *Heilwissen*
- Erich Fromm, *Die Kunst des Liebens*

- *Die Bibel*
- Edward G. Chang, *Klassische chinesische Atem- und Bewegungsübungen*
- H. G. Tietze, *Entschlüsselte Organsprache*
- Jerry und Esther Hicks, *Sara und die Eule*
- Arnold P., *Das Totenbuch der Maya*
- H. Klein, *Die Esoterik der Medizinphilosophie Chinas*
- C. Focks, N. Hillenbrand, *Leitfaden Traditionelle Chinesische Medizin,* Urban und Fischer, 1997
- Drunvalo Melchizedek, *Die Blume des Lebens,* Band 1 und Band 2, Koha Verlag, 2003
- Jack Canfield, Mark Victor Hansen, *Hühnersuppe für die Seele,* Weltbild, 2006
- Neale Donald Walsch, *Gott Heute*, Arkana, 2004
- Ralph Waldo Emerson, *The Essential Writings,* The modern Library, 2000
- Kenneth Cohen, *Qigong*, Weltbild, 2006
- Hulda R. Clark, *Heilung ist möglich*, Knaur, 2000
- Robert Greene, *The 48 Laws of Power,* A Joost Elffers Book, 1998
- Dr. Berndt Rieger, *Herzgesundheit,* Kopp, 2006
- DDDr. Christian Kobau, *Die Kraft deiner heilenden Gedanken*
- Maria Treben, *Heilkräuter aus dem Garten Gottes*
- Hermann-Josef Weidinger, *Kräuter für die Seele*
- Walt Disney, *Große bunte Märchenwelt,* RVG, 1983

Danksagung

Je länger ich darüber nachdachte, wem ich alles für die Anregung, tatkräftige Unterstützung und Mithilfe danken müsste, die das Zustandekommen dieses Buches erst ermöglicht haben, umso länger wurde meine Liste.

Zuerst möchte ich meiner Lebensgefährtin Marion Warasch und meiner Familie danken, in deren Umgebung ich meiner Inspiration Tag und Nacht freien Lauf lassen konnte und bei denen meine Ideen stets auf ein offenes Herz stießen. Danke, liebe Marion, für deine „Ideenschmiede!"

Dieses Buch zu schreiben, aus meinen 153 Tagebüchern Hieroglyphen meiner handschriftlichen Aufzeichnungen zu übersetzen, Puzzleteile herauszupicken, diese zusammenzustellen und herauszugeben, hat 7 Monate gedauert.

Über Facebook hat sich Andrea Fritz-Pinggera bereit erklärt, trotz Hochwasser im Haus, Fulltime-Job, vieler Arbeitstage bis spät abends und vielen Wochenenden mit ihrem Engagement dieses Projekt zu begleiten. Ohne dich hätte ich das nicht geschafft.

Meine Qigong-Freundin, Jutta Maier-Haas, für die hervorragende Hieroglyphen-Übersetzung meiner Handschrift und die außerordentliche Tipparbeit. Ohne den Einsatz von Jutta, die sich mit Andrea in den verschiedenen Entwicklungsstadien des Manuskripts selbst übertroffen haben, wäre der Erscheinungstermin dieses Buches wohl nie erreicht worden. Jutta, du bist eine Heldin! Danke!!!

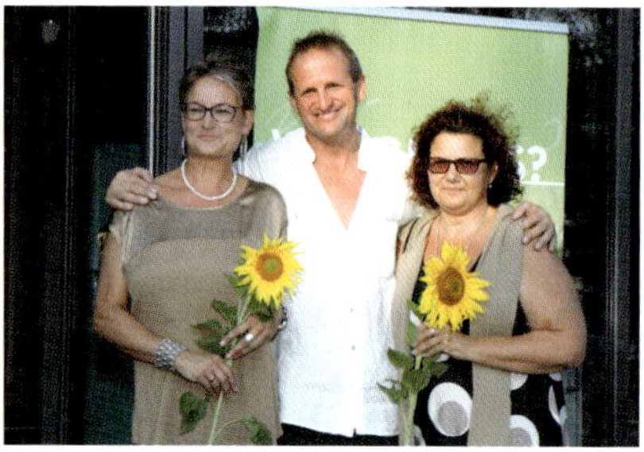

Andrea Fritz-Pinggera
Franz Wagenleitner
Jutta Maier-Haas

Dank auch meiner „zusätzlichen" Tochter Christina Juri, die sich bereit erklärt hat, als Model mit Manuela Moritsch vom Forever Power Team 3.000 Fotos für dieses Buch zu machen. Normalerweise müsste man dieses Buch nur wegen dieser beiden Schönheiten, Christina und Manuela, kaufen, die durch ihre Warmherzigkeit und ihr natürliches Lächeln dieses Buch wirklich „ansehnlich" machen. Ich habe es bewundert, wie es euch ganz einfach gelungen ist, trotz der verschiedenen, für euch teilweise neuen Übungen, 3.000-mal in die Kamera zu lachen. Danke!

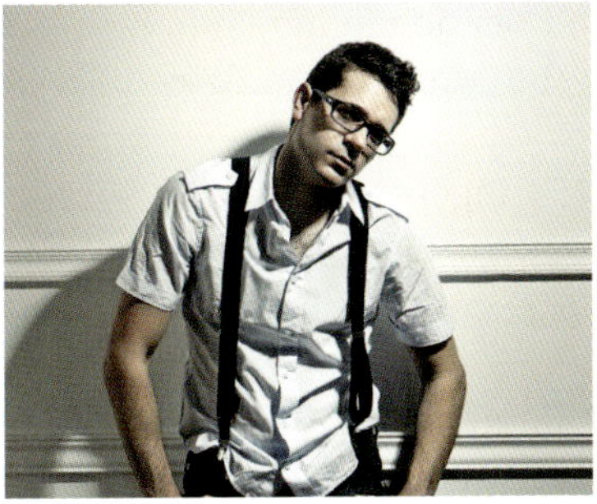

Ohne meinen Freund und den für mich „weltbesten" Fotografen Marcel M. Mayer wäre dieses Buch so wie die meisten Bücher: „Schwarz und Weiß!" Lieber Marcel, danke, dass du so viel Farbe, Qualität, Kreativität und Perfektion, gemixt mit sehr viel Liebe, in dieses Buch eingebracht hast.

Danke an meine Freunde vom HC Bodensee, die in unglaublich kurzer Zeit ein „riesiges „ORANGES Siegerfest" mit 118 orangefarbigen „HERZERL-MENSCHEN" für mein Buch ermöglichten.
An der Spitze darf ich mich bei meinem Freund Markus Mager bedanken, der für mich der Motor dieses Herzerl-Clubs ist. Lieber Ernst Fessler, liebe Bianka und lieber Thomas Kritzinger, liebe Jasna und lieber Reinhard Daum, danke für alles!
Danke an alle Vorwortschreiber, dass ihr euch Zeit genommen habt, mit euren Gedanken dieses Buch zu bereichern.
Danke dem FOREVER POWER TEAM und dem „Wie geht's?"-Team Jasmin Venturi, Paul Rastmayer, Sabrina Perle-Alge, Josef Hugentobler für eure tollen Lauf-Ergebnisse und euer Strahlen, das nicht nur auf den Fotos zu sehen ist!
Manuela und Luis Moritsch, Cornelia Nussbaumer, Sonja Unterweger, Gabi und Gerhard Marte, Jakob Mayer, Thomas Dallapiccola, Martin Mattle, Werner Häfele, Dr. Thomas Summer, Michael Greber, und

Markus Mager – es ist schön, einer von euch sein zu dürfen!
Bei dir, liebe Gudrun Sandner, darf ich mich ganz besonders für deine Gründlichkeit, Ehrlichkeit und deine liebevolle Kompetenz bedanken. Als du mir zwei Wochen vor Druckbeginn alle meine einzelnen Word-Dokumente mit dem Kommentar: ‚Das ist noch kein Buch!' zurückgeschickt hast, brach für mich meine kleine „Autorenwelt" zusammen. Du hast mir gezeigt, wie aus diesen Dokumenten ein Buch wird. Entweder war das Buch, das du lektoriert hast, so spannend oder du konntest nächtelang nicht schlafen, weil die gelesenen Texte meist zwischen Mitternacht und dem Frühen Morgen zurückkamen. Vergelt's Gott!

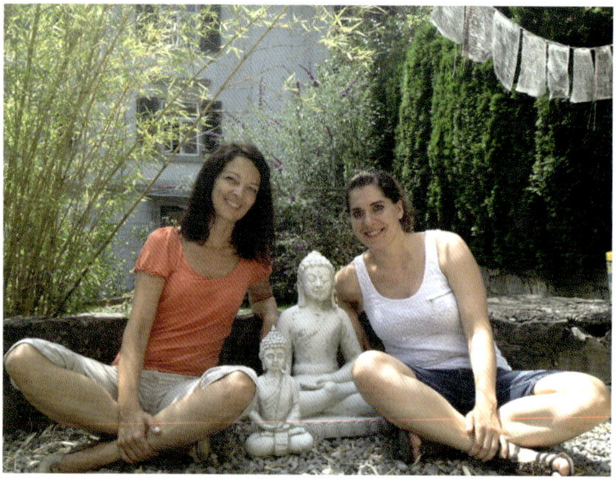

Andrea Petermann von der Werbeagentur Teamwork, die mir schon das Logo der Liebe für den HC Bodensee und das Logo unserer ersten Firma „Das Leben ist schön" kreiert hat, und ihrer lieben Kollegin Nicole Walter gebührt in großer Dankbarkeit mein vollstes Staunen für die grafische Gestaltung. Das Setzen der Texte, die Farbgestaltung, Bildbearbeitung, die „HERZKLASSE" Covergestaltung! Danke euch beiden von Herzen.

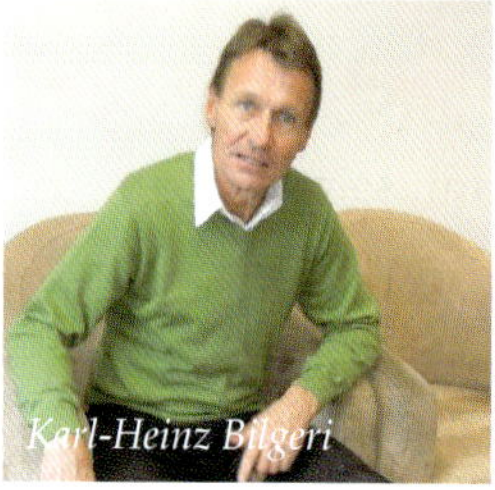
Karl-Heinz Bilgeri

Bei meinen männlichen Freunden: Harald Janisch, Markus Mager, Dr. Thomas Summer, Karl-Heinz Bilgeri, Heinrich Weidlinger, Walter Wakonig, Mag. Josef Rohringer, Jakob Mayer, Johann Hölzl, Dr. Harald Pesl, Martin Berthold, Bruno Feuerstein, Günther Weidlinger, Christian Pflügl, Valentin Diex, Mag. Clemens

Achammer, Markus Schnöll, Sandro Lazzaretti, Richard Diess, Hermann Damberger, Richard Walch, Günther Polanec, Michael Hill, Franz Stopfner, Dr. Helmut Stechemesser, Alois und Maximilian Kettl, Franz Weißengruber, Markus Herzberger, Klaus Igelsböck, Johann Jetzinger, Dr. August Gsottbauer, Joachim Nimeth, Christian Rauscher, Anton Gaisbauer, Alois Jaritz, Alois Kreil, Uwe Punkenhofer, Franz Hansbauer, Walter und Josef Enzelmüller, Dr. Josef Penninger, Günther Penninger, Gottfried Lahner, Helmut Treiblmayer, Anton Dürnberger, Philipp Ritter, Dr. Florian Kaufmann, John Curtis, Rudolf Sinzinger, Walter Krausmann, Hans-Peter Spieler, Johann Schneiderbauer, Rudolf Schiefecker, Heinz Spieler, Pascal Creupiex, Hans-Peter Winkler, Fred Müller, Josef Mühlbacher, Herbert Wagner, Sigi Kalb, Manfred Metzler, Thomas Bertel, Benjamin Skardarasy, Hans-Peter Kalb, Erich Höckner, Herbert Katzlberger, Wolfgang Frank, Franz Gattermann, Karl Vrablik, Franz Sperrer, Andreas Vaschauner, Alfred, Bernhofer,Rolf Glaus, DI Josef Knauseder, Willi Novosel, Ludwig Fischer, Heinz Wendel, Dr. Markus Klement, Dr. Johannes Schmidle, Josef Weiss, Christian und Leon Pauger, Philip Pertel, Peter Erhard, Gerhard Fusseiß, Christian Meusburger und Willi Pilz für eure faszinierenden Gedanken, eure Gespräche und euer offenes Ohr.

Gert Nachbauer ist weit über die Grenzen Österreichs hinaus eine Kapazität als Produzent, Verleger, Berater und Fachmann für Produkt Marketing in allen Musik, Artist und Repertoirebereichen. Ihn durfte ich zwei Monate vor Fertigstellung des Buches kennenlernen. Eine tolle Freundschaft ist entstanden, die Idee eines Hörbuches, die Idee eines eigenen „Wie geht's?"-Songs und Videofilms, den seine talentierte, hübsche Frau Christine Nachbauer geschrieben hat. Sie singt diesen sehr tiefsinnigen, herzberührenden Hit, der jetzt schon der Ohrwurm vieler Hitparaden ist! VIELEN DANK euch beiden für alles.
Mag. Fritz Trippold der Segler Nr. 1 in Europa ist mit seiner lieben Frau Christl und seinem Segelschiff Runag sofort zur Stelle. Auch tollen Wind und Sonnenschein haben die Trippolds mitgebracht! Auch beim Kameramann Reinhard Mohr, der für diesen tollen Film die richtigen Eindrücke eingefangen hat.

Elisabeth Wirth, dass du dich prompt zum „Testlesen" gemeldet hast.
Meinem Wegbegleiter, Harald Steurer, herzlichen Dank.
Meinem lieben Freund darf ich ganz speziell danken: Hannes Erhard
Von dir habe ich Hoffnung und Ausdauer gelernt. Danke, du Lieber!

Liebe Martina, danke für deine Stimme, deine speziellen Ideen und deine ausgezeichnete Moderation bei der Buchpräsentation.

Bei Arno Riedmann, Andreas Vaschauner und Hugo Comper bedanke ich mich für die Fotos bei der Buchpräsentation.

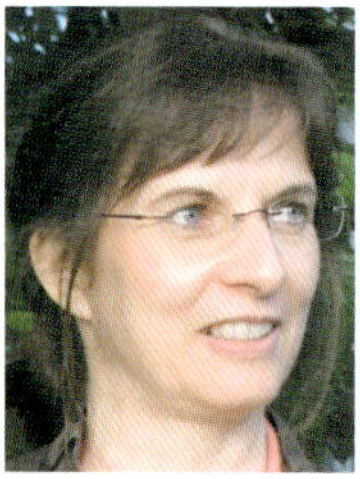

Für die zweite Auflage sage ich herzlich Danke zu Ilse Prünster und Sabine Lins, die dieses Buch noch runder und weiser gemacht haben.

Und nicht zuletzt gilt mein besonderer Dank allen Menschen, die mein Herz berührt haben:
Bei meiner lieben Tochter Sara, bedanke ich mich für ihr „Da Sein!" Ich hab dich ganz fest lieb und ich bin stolz auf dich!
Bei meiner Mutter, Ernestine Wagenleitner, dass sie mir mit meinem 1983 verstorbenen Vater dieses wunderbare Leben ermöglichte!
Liebe Mama, hab dich ganz fest lieb! Schön, dass es dich gibt!

Bildnachweis

Marcel M. Mayer: Cover, 8, 13, 18, 38, 39, 40, 41, 42, 44, 45, 49, 50, 51, 54, 63, 65, 66, 67, 68, 70, 71, 72, 82, 100, 101, 103, 104, 108, 112, 115, 116, 122, 123, 124, 130, 132, 133, 140, 142, 143, 145, 146, 147, 148, 149, 153, 154, 165, 167, 168, 170, 171, 172, 173, 174, 175, 176, 177, 178, 179, 180, 181, 182, 183, 187
Hannelore Leeb: 163, 164, U4
ULC BLUDENZ: 156
Hugo Comper: 11, 22, 30, 73, 169, U2, U3
Andrea Petermann: 14, 188
Andrea Petermann und Nicole Walter: Grafik 24, 74, 78, 88, 124, 125, 126, 133, 166
Franz Sperrer: 16
Elisabeth Wirth: Grafik 125
Georg Meusburger: 110
Nicole Schretter: 70
Julia: 96
Andrea Fritz-Pinggera: 12, U2, U3
Günther Weidlinger: 15
Hubert Maier: 17
Prim. Dr Harald Pesl: 19
Richard Dieß: 20, 144
Harald Janisch: 22
Dietmar Hollenstein: 103
Archiv, Grafik: 5, 11, 17, 23, 31, 32, 37, 41, 46, 48, 53, 57, 58, 59, 60, 61, 81, 90, 105, 106, 113, 117, 136, 137, 138, 141, 142, , 160, 161, 162, 187, 188, 189, 190, 191
Arno Riedmann: 12, 13, 114, 164, 186, U2
Helmuth Ploberger: U3
Alois Furtner: 157
Ilse Prünster: 190
Ernst Fessler: 94
Max Kettl: 26
Andreas Vaschauner: 10, U2, U3

Sag es weiter ...

Wir alle sind im Auftrag Gottes unterwegs. Deshalb habe ich dieses Buch geschrieben. Nachdem du es gelesen hast, beginne wieder von vorne und finde deine Herzenskompass-Übung heraus. Zeige deinen Freunden in der Mittagspause, im Bus, überall diese einfachen Techniken. Verschenke dieses Buch zu Geburtstagen oder sonstigen Anlässen. Wenn dir Übungen geholfen haben, erzähl anderen davon. Hilf mit!
Du kannst dieses Buch auch in größeren Auflagen zu:

- 8 Stück
- 88 Stück
- 888 Stück

direkt bei mir erwerben.

wagenleitner.franz@gmail.com oder über Facebook:
https://www.facebook.com/franz.wagenleitner

Herzlichen Dank ... GOTT IST SUPER!

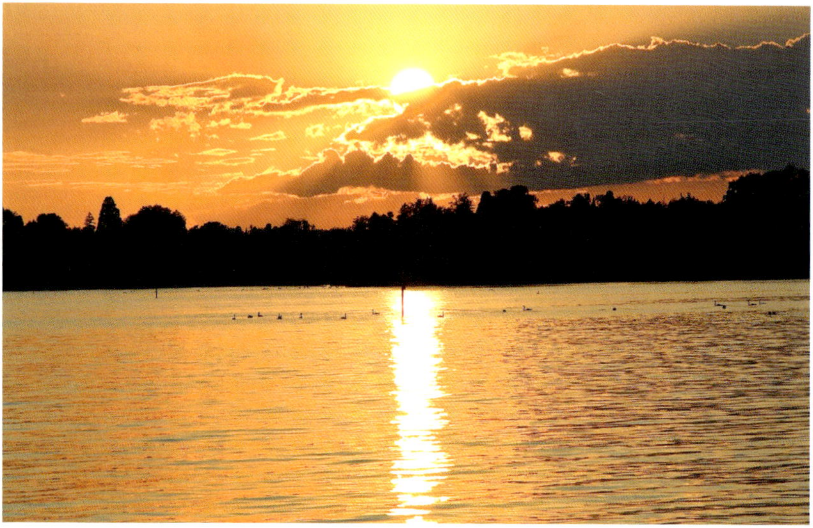

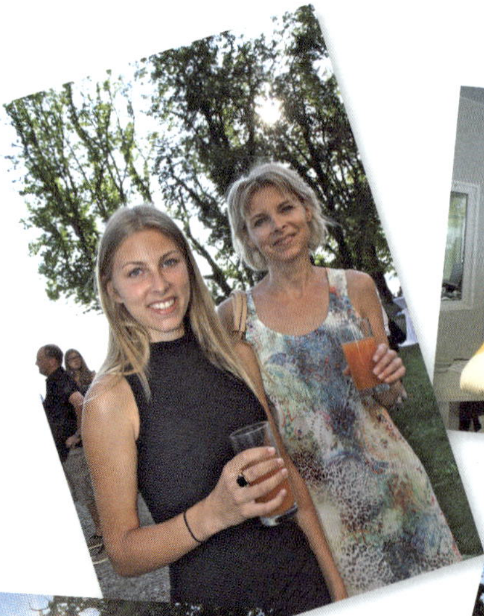

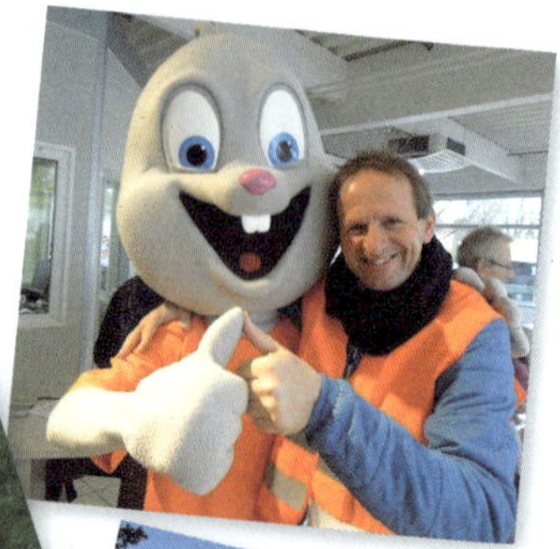

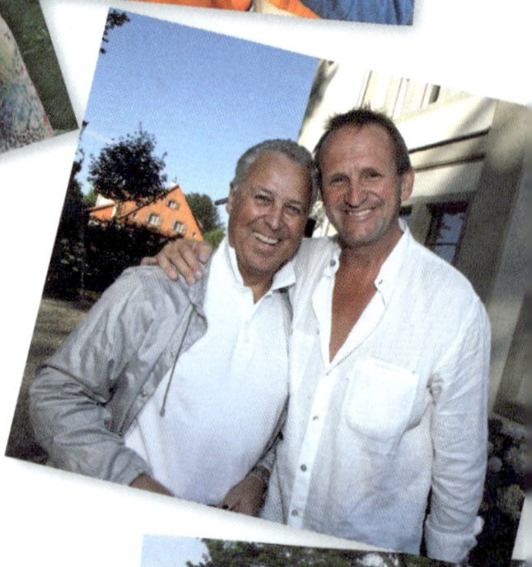

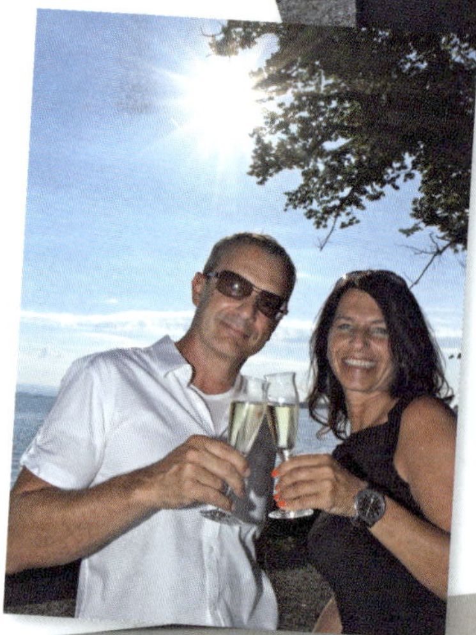

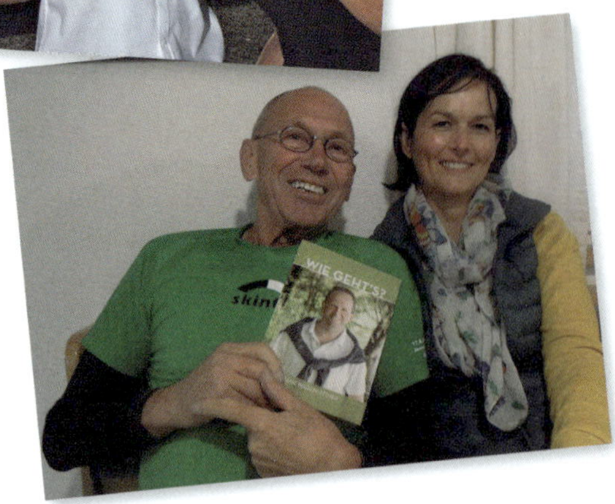
WIE GEHT'S?

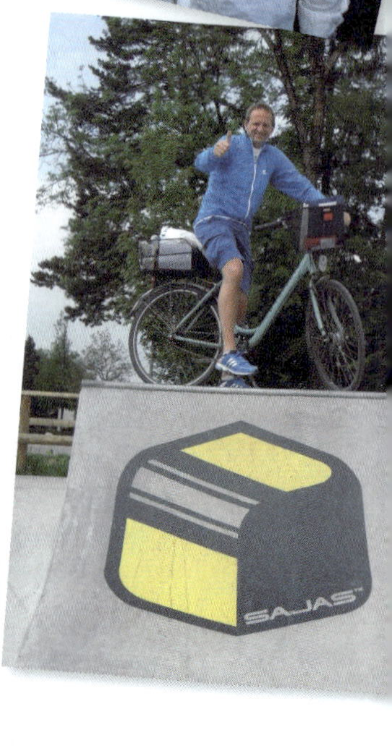
SAJAS